U0069294

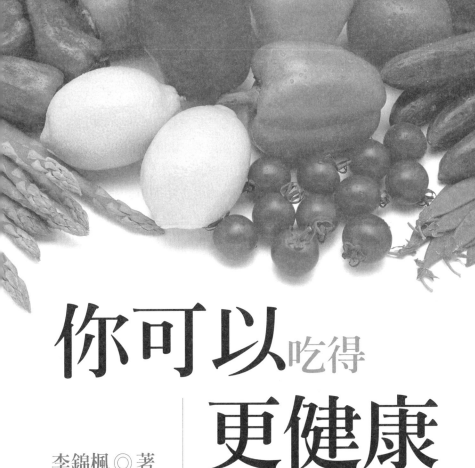

你可以 吃得 更健康

李錦楓◎著

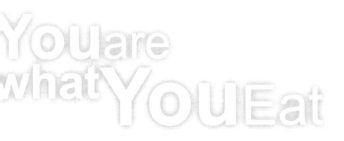

元氣系列

你可以吃得更健康

作　　者：李錦楓
出 版 者：生智文化事業有限公司
發 行 人：宋宏智
企劃主編：林淑雯
企　　劃：洪崇耀
行銷企劃：汪君瑜
文字編輯：廖文雅
美術設計：上藝設計
印　　務：許鈞棋
專案行銷：張曜鐘・林欣穎・吳惠娟
登 記 證：局版北市業字第677號
地　　址：台北市新生南路三段88號7樓之3
電　　話：（02）2363-5748　　傳真：（02）2366-0313
讀者服務信箱：service@ycrc.com.tw
網　　址：http://www.ycrc.com.tw
郵撥帳號：19735365　　　　戶名：葉忠賢
印　　刷：上海印刷廠股份有限公司
法律顧問：北辰著作權事務所
初版一刷：2005年1月　　　新台幣：200元
ISBN：957-818-710-6

國家圖書館出版品預行編目資料

你可以吃得更健康 / 李錦楓著. -- 初版. --
臺北市 ： 生智, 2005[民 94]
　　面 ； 公分. -- (元氣系列)

ISBN 957-818-710-6(平裝)

1. 飲食 2. 營養
411.3　　　　　　　　　　93024760

總 經 銷：揚智文化事業股份有限公司
地　　址：台北市新生南路三段88號5樓之6
電　　話：(02)2366-0309
傳　　真：(02)2366-0310
※本書如有缺頁、破損、裝訂錯誤，請寄回更換

CONTENT 目錄

CONTENT 目錄

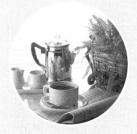
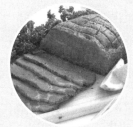
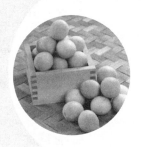

CONTENT 目錄

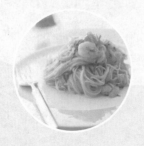
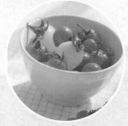
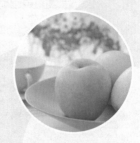

從只求一飽到速食

十年前本書系以「認識錯誤的膳食」及「認識正確的膳食」出版，距今已歷十載。近年來，有關食品與營養的科技，日新月異，有鑑於此，編著將其重新修正以符合時代的潮流，並加入插圖，使其活潑化，再將之出版以饗讀者。

我們的飲食生活自從前的只求一飽，則心滿意足，演變至追求美食，再轉變為方便（速食），衛生安全，營養平衡，最近更進一步講求有利健康、自然。

現今社會資訊發達，大家可以從報章或網路源源不絕地獲得有關營養、醫藥等各種最新資料，豐富各方面的知識。因此，個個都成為專家。尤其是大家最關心的是飲食，以及飲食對健康、長壽、美麗的影響等問題。

很遺憾的是，有些人往往會從片斷的，不完整的資料中，理出一套理論，並且將其奉為聖典，不但深信不疑且逢人就滔滔不絕地加以講解。

再看市面上，書店裡陳列著不勝枚舉的「怎麼吃才健康」之類的書籍，這大都是把外國書籍翻譯過來的，而翻譯者也都是非專業的學生，或為人翻譯為業的門外漢。因此不是錯誤百出，就是專有名詞搞不清楚。

作者無意排除這一類書籍，只是煩惱劣幣驅逐良幣，誤導讀者對營養，尤其是日常飲食的觀念。因此希望有這種專業的學者，多花一點時間參加這一類書籍的寫作，給讀者帶來正確的飲食觀念。

　　不管讀者從事的是哪一種行業，人總是要飲食，畢竟這是最基本的民生問題。在我們的基礎科學學習中，數學、理化、統計乃至各種深奧的理論，有時不會在日常生活上直接用得上，但最基本的營養學卻可每天應用在我們的飲食中。

　　並不是編者賣瓜者說瓜甜，如讀者能夠正確地豐富基本的營養學知識，一定會給你帶來更豐富的飲食生活，更會進一步使你健康、美麗、長壽。

編著者

李 錦楓 2004年11月

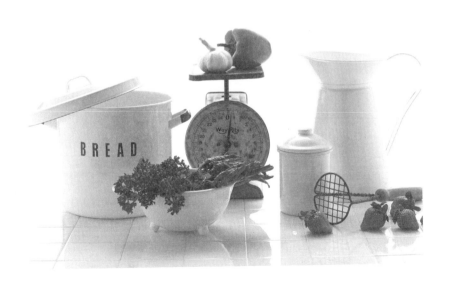

9種食品
的真相

9則食品的真相,讓你真正認識這些食品好、壞之處。

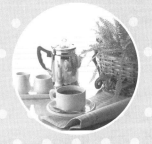
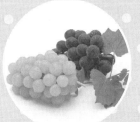
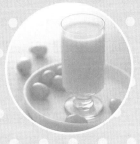

紅糖比白糖營養嗎？

紅糖的蔗糖純度只有78%

最近接到消費者的詢問電話，問及紅（黑）糖是否比白糖營養的問題，這是個大家經常都會有的疑惑。

其實，砂糖的種類頗多，其中冰糖的純度最高，其所含蔗糖純度高達九十九‧九％，特級白砂的純度則可達九十九‧六％以上；相反地，略帶褐色的二級砂糖，其蔗糖含量在九十八％以上，而紅（黑）糖的蔗糖含量卻只有約七十八％，並且含有鈣、鐵、鈉等無機物，以及維生素 B 類等不純物達一‧三至一‧六％。

砂糖的製法是先將甘蔗或甜菜榨汁，因為甘蔗呈酸性，所以還要加石灰中和（甜菜汁即不必），並經過濾後，加熱濃縮。濃縮後的產品就是含蜜糖，而這含蜜糖在乾燥後，就成為紅（黑）糖了。如在濃縮、結晶形成後加以離心者就是分蜜糖，被分離成原料糖與糖蜜。原料糖再用水溶解，經過白土、活性碳、離子交換樹脂等處理精製後，再放進濃縮槽，在減壓下濃縮。濃縮到過飽和狀態時，加入晶種（砂糖的小結晶）以促進其結晶的迅速成長。此時，依冷卻速度的快慢，便可製成結晶大小不同的砂糖。結晶形成後，以離心機分離結晶與母液，並以水蒸氣洗去結晶表面所附著的母液，再經乾燥就可以包裝了。然而冰糖就是將純度高的過飽和砂糖液，保持在恆溫下緩慢使其結晶，形成較大的結晶者。

砂糖純度愈高，不一定愈甜

　　很多人以為砂糖的純度愈高愈甜，其實恰恰相反。微妙的是人的舌頭，反而對含有鈣、鐵，或有機物等雜質的砂糖會感覺有比較強的甜味。因此以舌頭品嚐的結果，紅（黑）糖反比特砂甜些。

　　為了這緣故，在製造需要淡薄的純甜味的羊羹、西點或菜餚時，就必須使用經過精製的冰糖或特砂；做紅豆湯、甜年糕、發糕、碗粿時，則使用紅（黑）或二級糖，以減少糖的使用量，更可顯出甜味與濃厚感。

　　雖然紅（黑）糖含有鈣、鐵、維生素 B 類等雜質，營養上較白糖為優，然而，現代人的飲食，在營養上其實已經很足夠了，這些營養素都可以從其他食物獲得，實在用不著為了營養的理由，而使用紅（黑）糖。另一方面，由於紅（黑）糖的色澤及特殊風味，不一定受到所有消費者的喜愛，或許也是紅（黑）糖銷路較差的原因吧。

　　最重要的是，我們要知道白糖與紅（黑）糖的特性差異，然後依不同用途來加以利用，才是聰明的做法。

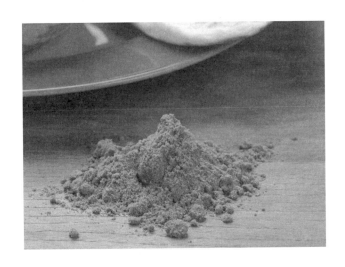

即溶食品安全嗎？

　　不少消費者對市售各種即溶食品抱有懷疑的態度。懷疑這些即溶食品，為了達到即溶的目的，是不是加入了什麼添加物，而這些添加物對身體健康是不是有影響呢？

　　一般常見的即溶食品有奶粉、咖啡等。許多人可能有經驗，過去的奶粉很不容易保存，放久了容易結塊，在沖泡時，若不預先混合砂糖，或先用少許冷水混合均勻，待熱水一沖，奶粉就會結成一團而不容易散開。特別是當嬰兒肚子餓，哭著要喝奶時，做媽媽的拿著奶瓶，使勁搖動卻無法讓結團的奶粉散開時，那種著急的心情，真是無法形容，於是即溶奶粉就應市了。

即溶食品是顆粒化的產品

　　筆者曾接過不少詢問有關這些產品的製法，以及安全性的問題。

　　首先，這些產品是怎樣製造的呢？不管是奶粉或咖啡粉，都是先將液狀食品加以脫水（乾燥）製成。但這種產品，不但容易吸濕結塊，在沖泡時，因為粉粒細，所以碰到水後就會形成膜狀，而將粉狀產品包覆起來，由於這種不透水的膜阻礙了裡面產品與水接觸，所以就結團而無法泡開了。

　　即溶食品是將上述粉狀製品再進一步經過顆粒化處理，也就是將微細半製品噴上水蒸氣，做成小顆粒，再經過第二次乾燥，即大功告成。經過這種顆粒化處理所得的產品，由於粉狀變成小顆粒狀，表面

積增加，當沖泡時，便不會浮上來，水很容易能夠進入小顆粒裡面使產品溶解，這些都是屬於物理性的處理。

當然有些產品，為了幫助其容易沖泡，也會添加各種食品添加物，如聚合磷酸鹽、糊料等。

即溶食品有無添加食品添加物？

究竟即溶食品裡有無添加食品添加物，消費者就得注意產品包裝上的標示了。如果沒有特別標示有添加物，就可能僅是以物理方法處理了。如有標示，例如糊料、聚合磷酸鹽等，則表示已添加了這些食品添加物。

雖然有些即溶食品，為了達到即溶的目的而添加各種食品添加物，但是這些添加物卻必須符合衛生單位，對食品添加物管理規則的規定，如此對人體應該無害才對，消費者大可放心食用。

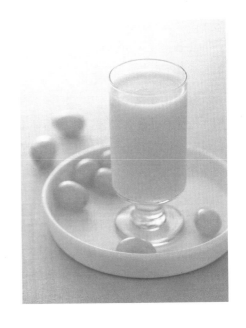

白蘭地比威士忌補嗎？

● ● ● ● ● ● ● ● ● ● ● ● ● ● ● ●

　　自從開放外國菸酒進口後，知名的明星代言人加深了消費者的印象，到處可見外國菸酒的醒目廣告，在百貨公司、食品店、便利商店等，也都有各式各樣的外國菸酒的陳列銷售。

喝白蘭地不應牛飲

　　據聞由於國人的購買力特別強，各國菸酒廠商都特別重視台灣市場，無不傾力促銷。更有趣的是，法國某著名白蘭地廠商負責人，還千里迢迢專程到香港和台灣來考察市場，而當這位負責人在餐廳裡看到中國人，將他的產品舉杯一乾而盡的時候，讓他既高興又失望。他高興的是國人大量消費白蘭地，失望的則是國人不懂得如何品嚐白蘭地。

　　我們都知道，在歐美，白蘭地是要倒在圓底廣口的酒杯中，用兩根手指夾住杯子，然後以掌心將杯中的白蘭地溫熱，慢慢搖動使酒香散發，一邊聞香，一邊小口啜飲品嚐的，所以，他當然看不慣國人竟然將白蘭地一大杯、一大杯地划拳牛飲。

葡萄酒對身體補嗎？

　　國民所得提高後，國人已吃膩了山珍海味，更由於營養過剩而肥胖的人口一直在增加，因此需要減肥，忌補的人也愈來愈多。於是就有人聯想到葡萄酒很補的問題，由於白蘭地是由葡萄酒製造出來的，

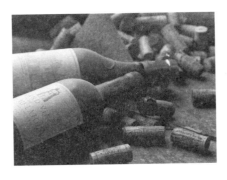

所以忌補的人也認為不能喝白蘭地,而要改喝威士忌了。

葡萄酒對身體補嗎?這種想法可能是由於過去在台灣,女性產後坐月子時,常要吃麻油雞及飲用紅葡萄酒來補身的緣故吧。

再說葡萄酒真的『補』嗎?其實『補』很難以定義,實際上葡萄酒除了酒精外,還含有葡萄糖、果膠質、鐵分、酒石酸等,所以對人體的確有益。不過所有酒類所含的酒精,可促進體內血液循環,果膠具有食用纖維的功用,鐵分即可治貧血,酒石酸等有機酸則有助於新陳代謝,然而這些對身體的實際進補功效如何,其實仍待科學研究加以證實。

白蘭地和威士忌的成分只有酒精及香氣

白蘭地是將葡萄榨汁發酵後加以蒸餾,並長期貯藏於木桶中熟成而得。但在蒸餾時,葡萄酒中所含的葡萄糖、果膠質、鐵分、酒石酸等成分都沒有被蒸餾出來,因此,實際上,白蘭地已不含這些成分,只含有酒精及微量香氣(酯類等)成分罷了。

至於威士忌則是將大麥等澱粉原料,以麥芽糖化後,再以酵母發酵,最後蒸餾並將其長期貯藏於木桶中熟成而得。兩者雖然原料不同,但製法過程相似。因為原料不同,香氣也不同,然而兩者的成分都以酒精為主,對身體的功效而言,應該沒有太大差異。若真要說有,也只是感官上的差異而已。

重要的是飲酒時,不要喝過量,酒精本身雖可提供熱量,但喝太多不但會造成虛胖,更會傷及肝臟。

如何選購冷凍食品

什麼是冷凍食品？

　　所謂的冷凍食品，就理論來說，是把品質好又新鮮的食物經加工調理，並在短時間內迅速將食品的溫度降到凍結狀態以抑制或減緩食物品質變化，並防止微生物的繁殖。同時須貯藏在低溫狀態（零下攝氏十八度以下）以達長期保持新鮮及營養的食品。

　　然而為什麼有很多消費者對冷凍食品的營養與安全，抱持著懷疑的態度呢？這是因為過去有少數不肖業者，以品質不良或滯銷的食品移做冷凍食品，或在冷凍食品的運銷當中，沒有保持適當低溫（零下攝氏十八度以下）以致品質轉劣的緣故。

　　在所有加工食品中，冷凍方法是比脫水、裝罐、鹽漬、糖漬等，都能保持食品原有色香味以及營養成分的方法，因此冷凍法也是最理想的食品加工方法。

選購冷凍食品應注意什麼？

　　至於我們應該如何來選購冷凍食品呢？以下幾點可以提供給消費者參考。

· 選擇良好的商家購買冷凍食品，同時注意該店的冷凍食品陳列櫃溫度是不是維持在零下攝氏十八度以下。
· 選擇標示有優良食品標誌的產品，如ＧＭＰ、ＣＡＳ等標誌的產品。

．包裝完整不可有破損，以免食物品質有所損壞。

．食品是否有軟化褐變，或包裝內嚴重結霜現象。

．絕不買放在冷凍櫃以外的冷凍食品。

　　不單是冷凍食品，對於所有的食品，消費者都應該注意下列標示是否清楚；這包括品名、內容物、原料名稱、食品添加物名稱、製造廠（商）或進口廠（商）名稱及地址、製造日期或保存期限、保存方法及條件、調理方法等。

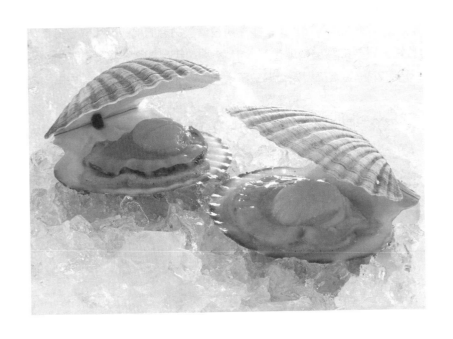

為什麼削芋頭會手癢癢？

芋頭含有使皮膚發癢的草酸鈣

談起芋頭，很多人都會想起草湖的芋頭冰、芋泥、芋圓以及芋頭做成的食品及菜餚。但同時也會想起在削芋頭皮時，大都有手癢得受不了的經驗吧！

這其實都是芋頭外皮或葉子所含草酸鈣惹的禍。這種成分具有刺激性，只要接觸皮膚就會有癢的感覺，另外它也是芋頭有澀味的原因，不過倒沒有聽說過有過敏體質的人吃了芋頭後有特別副作用的情形。

生食芋頭時，澀味會很強，但經過煮沸後，草酸鈣的成分會溶解流失，所以幾乎不會感覺到澀味。

最近在攤販上看到有已削皮的芋頭出售，有些人因為怕削皮時手會癢，所以就會購買這種已削皮的芋頭，但這其實並不值得推薦。因為芋頭削皮後暴露在空氣中，其外表會變成茶褐色。這是因為酪胺酸被氧化酵素轉變為黑色素（melanin）的緣故。而為了防止芋頭變色，攤販會將它浸泡在水中。然而如果浸泡的時間超過五、六小時，芋頭就會變硬而不鬆散，到時即便煮得再

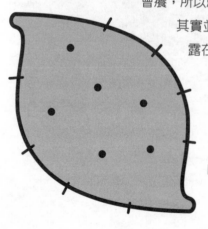

【你可以吃得更健康】You Are What You Eat

久也無法煮爛。因此，雖說自己削皮很麻煩，但如果想做好吃的芋頭，還是乖乖購買附著土壤的芋頭，食用前才削皮才對。

讓你不會手發癢的削皮法

那麼有沒有不會讓雙手發癢的方法呢？首先，將芋頭洗乾淨，連皮放入鍋中，加水至蓋滿芋頭為止，加熱至沸騰三分鐘為止，然後放入冷水中，俟冷卻後再削皮即可。

在這種狀態下的芋頭，內部仍呈生鮮狀態，然而外皮的部分已被加熱過，所以可以很容易的削皮。

本法的另一優點就是，加熱烹飪時不會起泡沫，可以省去一邊煮沸，一邊除去泡沫的麻煩哦！

至於削皮後的手癢，則可將食鹽、食醋或小蘇打等抹在雙手來止癢。

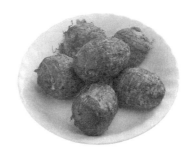

胡蘿蔔汁斷食法可行嗎？

胡蘿蔔汁斷食法安全嗎？

日本曾經流行一種胡蘿蔔汁斷食法，一連七天，三餐除了胡蘿蔔汁之外，什麼都不吃，這樣做安全嗎？

這個由日本人提倡的所謂『斷食健康法』，還有專書出版，如有《胡蘿蔔汁斷食療法》之類的書問市。

斷食健康法的理論基礎是有些人的體內充滿了毒素，因為毒素會影響神經，使人情緒不穩定，容易衝動導致犯罪。另一方面，是毒素會損及健康，引起各種疾病。

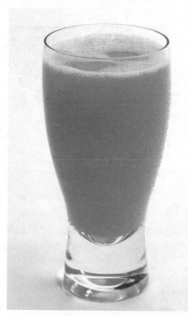

我們可以經由斷食排除體內廢物，然後由新鮮的空氣、清潔的水、有機（無農藥及化學肥料栽培）蔬菜與水果（最好蔬菜也生吃）再創造健康的身體。

那麼是否每一個人都適合斷食療法呢？患有心臟病、胃潰瘍的人，最好先跟醫師商量後再施行，而且實施斷食也不宜在家裡實行。現在有專門的養生中心會舉辦斷食營，想實施斷食療法者可報名參加。在那裡有專人指

導，萬一發生緊急事件也有專屬醫護人員照顧。此外，在家裡斷食，如家人正常飲食，也很難抗拒其誘惑。

　　斷食的方法很多，例如有果汁斷食、蔬菜汁斷食、清腸斷食、酵母斷食、水斷食等。一般來說，斷食都採漸進方式，漸漸減少食物攝取量，在進行斷食期間，只能飲用胡蘿蔔汁或水，斷食結束後，也要漸漸由少量而多，再恢復至正常飲食。

長期飲用胡蘿蔔汁易造成營養不足

　　如前述，只喝胡蘿蔔汁也不過是斷食法的一種。雖然最近大家都流行攝取維生素 A （或胡蘿蔔素），認為它對抗癌、保健等有效。不過胡蘿蔔汁所含的營養分，除了胡蘿蔔素以外，要做為唯一食物尚嫌不足。因此，如為了斷食健康法，在斷食期間只喝胡蘿蔔汁並無不妥，但若長期只飲用它，就會發生營養不均衡的危險了。

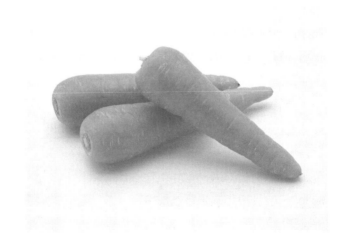

咖啡與茶

在報上經常會看到建議國人，一天內不可喝超過多少杯咖啡的報導。那麼喝茶呢？茶一樣是刺激品，為什麼可以多喝？

有人說，咖啡會損及胃，在國外還有人說，咖啡喝多了會傷及胎兒，這究竟是對，還是不對呢？

咖啡和茶的咖啡因含量，究竟誰比較多？

咖啡所含的咖啡因常被提及是元兇，但是如果來看看具體的數字就可明白了。炒咖啡豆一百公克中的咖啡因含量為一‧三％，浸出液（實際沖泡供飲時的溶液）即為○‧○四％。

相對地，紅茶為二‧七％，浸出液為○‧○五％，日本番茶為二‧○％，抹茶為三‧二％。在這些資料中，並沒有提及烏龍茶中的咖啡因含量，但一般說來，烏龍茶的咖啡因含量比紅茶為低。咖啡除了咖啡因以外，尚含有賦予澀味的單寧、成為苦味來源的漂木酸（chlorogenic acid），以及被認為是香氣成分的咖啡精油（coffeol）等。其

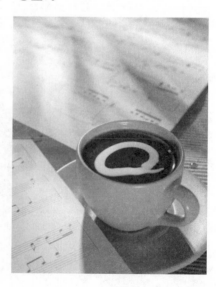

中比較會影響胃腸的成分是單寧，其含量在炒咖啡豆為八％，在紅茶卻多達二十％，番茶為十一％，抹茶為十％，所以咖啡中的含量並不算多。烏龍茶的單寧也可推測比咖啡多。

　　患有胃潰瘍的人，因為咖啡含有咖啡因及單寧，所以不宜多喝。普通認為一天喝五杯以上的咖啡，則容易上癮。

不宜喝濃茶

　　為什麼沒有人提及烏龍茶，而只注意到咖啡呢？這可能是因為平常我們喝的咖啡濃度較濃的關係吧！筆者曾聽過一位研究烏龍茶的研究人員說：「在老鼠的實驗結果裡，較淡的烏龍茶的確對抗癌有效，然而太濃的茶不但其效果會打折扣，而且反而有害。」因此，奉勸喜愛喝濃茶的朋友宜加以節制，改喝較淡的茶以保健康。

　　至於民間常有隔夜茶不能喝的說法，從科技的立場來說，應該沒有這回事。但是如果沒有冷藏，隔茶的茶確實可能會因為發霉而不宜飲用。另外，它所含的酚類化合物等會受空氣氧化，而失去原來的色香味。如果隔夜茶真正不能喝，那麼市面上販賣的包裝茶飲料製品不知放置多久了，是不是也都不能喝了呢？

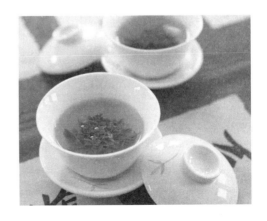

酸酪乳可以加熱食用嗎？

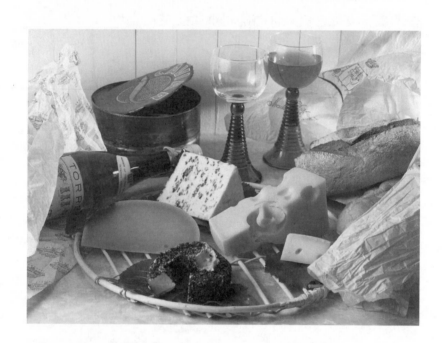

什麼是酸酪乳

　　酸酪乳（市售產品有優酪乳等）原來是在土耳其、保加利亞等國家，將牛、羊乳發酵所製成的簡樸食品。製造方法是在牛奶或脫脂奶中添加脫脂奶粉，以增加其固形物含量，經加熱殺菌後，接種乳酸菌並充填於容器後發酵而成。乳酸菌會將乳糖發酵成乳酸，而在此酸性狀態下，原料奶中的酪蛋白就變性而凝固成為酸酪乳了。

　　在台灣，很普遍地被飲用的乳酸飲料，其實就是日本人將酸酪乳再進一步加工製成的。他們將酸酪乳經均質後，再添加甜味料、香

　　【你可以吃得更健康】You Are What You Eat

料、黏稠劑等，製成小孩子最喜歡的酸酸甜甜乳酸飲料。

前述酸酪乳製品，為了迎合消費者的嗜好，也有添加果肉、果汁的水果酸酪乳（fruit yogurt）。

在二十世紀初，巴斯芝魯研究所的生理學家法基尼克夫發表他的看法，認為保加利亞的住民很長壽，就是與他們常食用酸酪乳有關。他的理論是酸酪乳中的乳酸菌可抑制腸內有害菌的繁殖，也可防止毒素的生成。

他的理論成功地推動了酸酪乳的普遍化。不過這種說法後來被推翻了，因為很遺憾的是，乳酸菌並沒有辦法殘留於人類的腸道內，亦即無法在腸內存活下來，所以乳酸菌的不老長壽學說就衰退了下來。

然而，現在科學家已明瞭乳酸菌同類的『雙叉菌屬（Bifido Bacterium)』就可在腸內活動，而抑制有害菌的活動，所以對健康有幫助。

酸酪乳加熱後易改變風味

如此說來，酸酪乳所含的乳酸菌，經飲用通過胃部就大都被殺滅了，根本無法到達腸道，所以飲用前加熱殺死它們後再食用，應該沒什麼關係。然而如果乳酸飲料，它所含的乳酸菌可以在胃部不被殺滅，而能到達腸道內，並可留存下來繼續生長活動，則將其先加熱再飲用，就失去意義了。

另外值得考慮的是，經過加熱後，酸酪乳的風味可能會變調，如此食用起來可能就不好吃了。因此，除非有特別的原因，酸酪乳或乳酸飲料都不應該加熱食用或飲用。

如站在營養上，經過加熱後，酸酪乳的營養素並不會減少，其蛋白質會被變性，但仍然可以被利用。另外，牛乳所含乳糖被乳酸菌發酵成為乳酸，對於無法飲用牛乳的人（飲用乳類肚子會脹氣者）來說，反而可以飲用了。

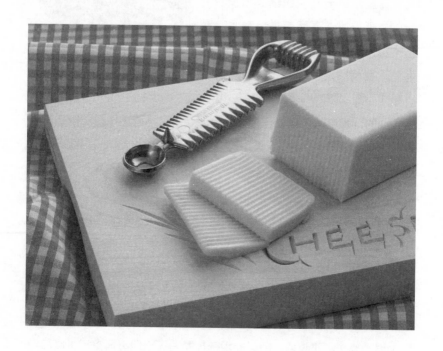

水耕蔬菜百分之百安全無毒嗎？

　　因為吃了含有農藥的蔬果而中毒的新聞，偶爾會在媒體出現，雖然大家都見怪不怪了，然而這仍一直是消費者關心的話題。

　　筆者以前在新竹工作時，曾在報上看過一則地方新聞。內容報載，一位記者走在郊外的路上，看到一位菜農將一擔在市場賣剩的蔬菜，倒棄在路旁的河流中。這位記者就詢問這位菜農，為何不將這些蔬菜帶回家自己享用而要倒掉呢？菜農回答說，這些蔬菜含有農藥，所以自己不敢吃，只好將其丟棄。另外一則故事是某農政單位的技術人員所談的經驗。他到中部輔導菜農，並一直提醒他們要注意農藥殘留的問題。該菜農就回答說，他們都有注意這個問題，所以種菜的地方要分為兩區，一小區是種植自己食用或賣給鄰居的，另外一大區就是專門做為出售的，當然自己食用的都不噴農藥。這位官員一聽之下，責訓菜農不該如此，然而這位菜農竟然回答說，他們含有農藥的蔬菜都是賣到台北，因為城市裡的人營養比較好，具有抵抗力，所以就算吃了含有農藥的蔬菜也無妨。

不噴農藥的水耕蔬菜安全嗎？

水耕法以含有植物所須營養素的水來培養蔬果類，如果配合溫室，或用紗網來覆蓋，就沒有被害蟲侵襲之虞，當然不必噴農藥，所以比較安全。不過在日本，有些學者對水耕法卻抱持著懷疑的態度。他們認為這是一種人工培養法，究竟其所含的營養素是否與天然者完全一樣，長期繼續食用人工培養的蔬果類，對人體有無後遺症呢？

現在尚有所謂的『清潔蔬菜』出售。這是以溫室，或用塑膠布，或紗網蓋起來的田地上栽培的蔬菜。因為沒有害蟲侵襲的問題，所以不必噴農藥，也就沒有農藥污染的問題。不過這是在土壤沒有被污染的前提下所做的結論。萬一土壤早被污染，則農藥可能會從根部被植物吸收。從前發生的澳洲牛肉含農藥的問題，就是因為土壤早被農藥污染，而在旱害無雨的情況下，大量轉移到牧草，再轉移到牛肉所致。

不要經常吃同一種蔬菜

如前所述，筆者認為真的很難找到百分之百安全的蔬菜，因此最重要的是不要偏食，即不要老是吃同一種蔬菜，也盡量不要吃非季節性的蔬菜，因為非季節性的蔬菜很可能需要噴灑多量的農藥，以防止病蟲害及植物荷爾蒙等藥物來促進生長。

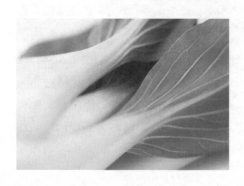

【你可以吃得更健康】You Are What You Eat

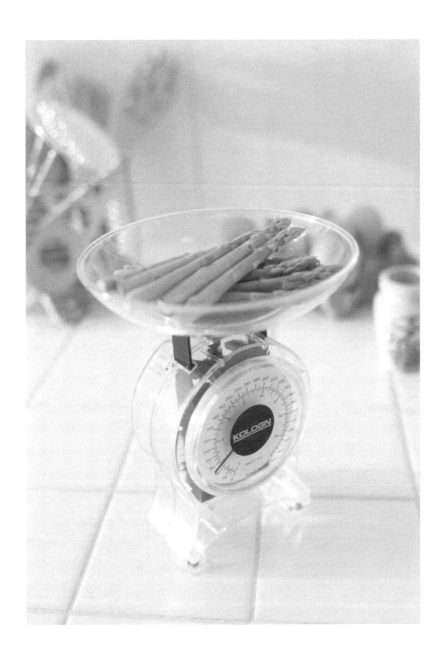

10種食物
的由來與故事

本篇將告訴你10種食物的由來，
以及它的廣泛利用食物法。

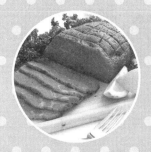
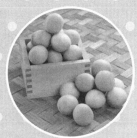
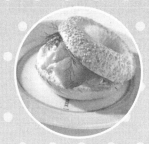

01. 枸杞

由古至今就是寶貴的食物

枸杞又稱為地仙、天精、仙人丈等，是茄科類落葉灌木，生長於荒野，河邊堤岸，其紅色的果實為大眾所熟悉，產地分佈於韓國、日本及中國各地，而在中國除了野生尚有人工栽培。

枸杞的各種效果，在一千年前就被古人所傳誦著。例如在《神農本草經》中就有三百六十五種的藥材記載。其中藥效，作用可以分為三種。上藥一百二十種，中藥一百二十種，下藥一百二十種。枸杞即被記載為上藥的一種，記述『久服即可強筋骨，輕身，不老』。

上藥，就是表示可以養命的藥材，無副作用或毒，多服用，或繼續服用對人體都無害，所以希望不老長壽者所要飲用的藥材，枸杞即為其中之一，而這也是中國醫學的獨特想法之一。

其實不只在中國，枸杞在日本也很早就被當作貴重植物看待了。例如，光明皇后所建立的日本最古老尼姑庵——法華寺，從其開基以後，每年二月四日就要將枸杞的莖部細裂放在火上燃燒，舉行祈禱『五穀豐穰』、『皇室安泰』、『國泰民安』、『庶民無病息災』的典禮。

在日本歷史上也有很多因服用枸杞而長壽者的記載。例如在平安時代，文德天皇的枸杞庭園管理員活到一百二十歲，而管理員就是枸杞的愛用者。

在江戶時代，德川家康最尊敬的上野寬永寺的天海僧正，也是有名的枸杞愛用者。他也活到一百零八歲。

如此從古至今被大家所喜愛的枸杞，究竟含有什麼成分，而它對人體又有什麼功用呢？

枸杞的根、葉及果實都有食用與藥用價值，可用來治療許多疾病，並有益壽延年的功效。

枸杞的皮稱為地骨皮，其嫩莖葉叫做枸杞葉，或稱枸杞頭；枸杞一般在夏季開花，秋冬季結出橢圓形果實，稱為枸杞子或枸杞。

消除疲勞最有效

中國醫學認為，枸杞子性平味甘，入肝、腎經，具有潤肺清肝，滋腎益氣，生精助陽，補虛勞，強筋骨之功效，是滋補性強壯藥，並有抗衰老作用。《藥性論》說它能『明目，安神』。《本草述》記載它能『治肝風血虛，治中風眩暈』。《藥鑒》謂稱枸杞子能『滋陰，不至陰衰；興陽，常使陽舉』。民間常用枸杞子燉牛鞭來治療體弱腎虛，腰膝痠軟，遺精陽痿，夜多小便等症。亦可用枸杞子燉羊腦治療血虛頭痛，眩暈，癲癇等疾患。

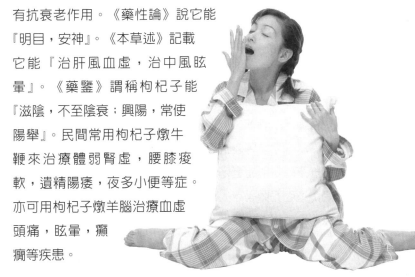

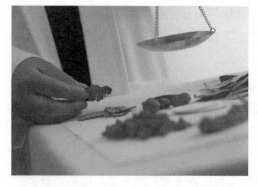

日本的有關書籍則認為枸杞有防治高血壓症、低血壓症、便秘、肝臟病，神經痛或關節炎，促進發育，消除疲勞，增加精力等效用，真是不勝枚舉。

至於具有這些效果的枸杞成分是什麼？現在已明瞭的有甜菜鹼（betaine）、玉米黃素（zeaxanthine）、芸香素（rutin）、維生素 B_1，B_2，C 以外，它所含有的蛋白質則含有八種必需胺基酸等。

在枸杞葉中含有甜菜鹼、蛋白質（據稱其含量為菠菜的兩倍以上）、維生素 B_1、B_2、C 等，可說是一般綠葉所含有的豐富成分都有了。

枸杞果實中含有甜菜鹼、玉米黃素等，其根部的皮中除了含有甜菜鹼、亞麻仁油酸（linoleic acid）以外，還有十種豐富的游離胺基酸。

在這些成分中，甜菜鹼可防止脂肪積存於肝臟，具治療脂肪肝的作用。又，甜菜鹼、玉米黃素、亞麻仁油酸可使血管壁強韌，對動脈硬化或高血壓症、低血壓症等有效。

雖然它對各種症狀有效，但現在所知道的是對消除疲勞最有效。疲勞消除後身體狀況就會轉佳，可維持健康並較難生病。

枸杞的另一強效是防止老化，尤其是對老化特別快的眼睛。據稱對老人性白內障或老花眼等老人性眼疾的預防更能顯出效果。枸杞真正是『久服強筋骨，輕身，不老』的上藥，大家可長期服用。

枸杞的服用法——煎湯、枸杞茶、枸杞飯

這樣廣泛有效的枸杞，究竟是哪一個部分有效呢？枸杞葉、果實、根皮都顯示對身體有效的作用，但如以效果的高低來排列，則應該是根皮、果實、葉的順序。以下就以其有效的使用法來加以說明。

枸杞的根皮

這個部份尤其對老人性眼疾有效。使用法是煎湯飲用。一天三次，餐後三十分鐘飲用。枸杞根皮可向中藥店購買。

在中藥裡有『清心蓮子飲』，其中即含有枸杞皮、黃耆、甘草、人蔘、車前子、黃芩、蓮肉、麥門冬、茯苓。

枸杞果實

這可利用於枸杞酒、菜餚等。雖然新鮮的枸杞很難買到，但在中藥店或超市都可以購買到乾燥者。如大家所熟知的，枸杞廣泛被應用在枸杞鰻等菜餚裡。但也有民間藥方，如：

◎ 治血虛眩暈，虛性頭痛，神經衰落等病——每次用枸杞十克，豬腦一副，淮山三十克，加水燉熟食用。

枸杞酒的做法

枸杞雖具有消除疲勞的功用，但最有效的利用法，則是枸杞酒的飲用。每天晚餐前，或就寢前飲用一小杯就有效，但忌飲過量。

做法是將枸杞果實（乾燥者）以溼毛巾擦乾淨，取一百五十毫克裝入紗布袋中，袋口綁緊。在大口玻璃瓶中加入冰糖四百克，白再製酒（white liquor）一千八百公攝。封口後貯藏於冷暗處，經過一年後即可飲用。

除了白再製酒以外，也可以用威士忌、白蘭地、高粱酒來代替，以浸漬不同的口味。如果怕酒味太強，也可加水稀釋後飲用。

◎治腎虛體弱，腰膝痠軟，遺精陽虛，夜多小便等症——使用枸杞子二十至三十克，牛外生殖器一副（牛鞭），隔夜燉熟，食肉飲汁。

◎治貧血、視力減退、慢性肝病、神經衰弱——枸杞三十克、雞蛋兩個、枸杞加水先煎煮二十分鐘，打入雞蛋再煮十五分鐘，調味食用，每天一次，連續食用五天。

◎治癲癇及血虛頭痛、眩暈症——枸杞三十克、羊腦一副，加清水與調味料，以文火燉煮，一次食用。

◎治青光眼——枸杞十二克、薏仁十二克，將其塞入洗乾淨的豬肚內，再將肚口繫緊，放入鍋內煮爛即可食用。

◎治頭目眩暈，視力減退——枸杞五十克，榛子仁五十克，以水煎服，每天服用一次。

枸杞葉

利用枸杞葉的料理方面，有枸杞飯、調味漬等。枸杞飯的做法是將五、六月間的枸杞葉利用於泡茶或料理。枸杞茶泡濃者，據稱對惡醉有效。

若是以保健為目的，枸杞茶的泡法是以普通泡茶的方式進行即可；以治病為目的時，即在鐵製等金屬以外的茶壺內，投入兩大湯匙枸杞加入兩杯水煎煮，等水變成一半時再飲用。一天飲用三至四次為宜；枸杞飯則是將枸杞嫩葉，以鹽水燙煮後切碎，拌於米飯即可，沒有特別異味，所以很好吃；調味漬是將炒芝麻搗碎，以砂糖、醬油調味前述燙過的嫩葉即成。

民間驗法有：

◎ 治風熱目赤，雙眼疼痛流淚，視力減退與夜盲——每次用枸杞葉一
百克，豬肝一百至兩百克，煮湯調味食用。

◎ 治皮膚長痱子、瘡傷——將枸杞梗及葉適量洗淨，放入盆內加水煮
一小時，晾涼後洗身上的痱子，每天兩次。

枸杞的選購

有些書上記載，可在日照良好的河邊堤岸採收野生的枸杞，不過
由於現在環境污染及都市開發過度，愈來愈難找到野生的枸杞，並教
導不如自己來種植栽培。

筆者不曉得台灣的氣候土壤是否適合枸杞的栽培，不過確實沒有
看過新鮮的枸杞在市面上販賣。

然而在超市，尤其是台北市迪化街，到處都是由中國投奔自由的
乾燥枸杞，價格合理且很方便入手。

消費者在購買時要注意沒有異味，顏色較為亮麗者為宜。如將其
含在嘴中咬嚼具有特別的香氣與甜味者，就是品質優良的枸杞。

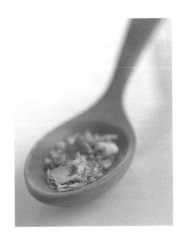

02. 銀杏

銀杏是長壽食品

　　銀杏樹又稱為公孫樹，意思是要到孫子的時代才結果，其樹齡愈老結果愈多，所以銀杏果也被稱為長壽食品。

　　銀杏樹不同於一般樹木，雄雌不同株，雄株的花穗飛到雌株才會受精繁殖。據稱這銀杏樹即便遭到火燒山，整棵樹被燒掉，還是會從根部長出新芽來，是生命力極旺盛的樹種。然而秋天一到，銀杏樹會飄出一股臭氣，就是銀杏結果的關係。

　　銀杏（果）又稱為『白果』，不但可當中藥，也可做為食物食用。其營養成分是一○○公克銀杏中含有蛋白質四‧七公克，脂質一‧七公克，醣質三十四‧五公克，灰分五公克。在維生素方面，胡蘿蔔素二九○毫克，維生素 A 一六○毫克，維生素 C 有二十三毫克，這與南瓜、柿子等差不多。其他還有較多的維生素 B_1，以及維生素 D。另一特點是雖然是種子，但脂質含量較低，且含有可降低膽固醇的卵磷酯。

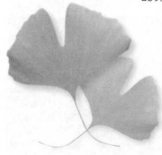

從這營養素含量並不能看出有什麼特別之處，尤其是對增強精力有效的成分是什麼到現在還不清楚。不過，日本的東洋醫學研究所所長長崎泰賢卻指出，這可能與銀杏果含有蛋白質分解酵素的作用有關。

關於這一點筆者並不贊同。因為含有蛋白質分解酵素的食物不少，例如，我們所熟悉的木瓜、鳳梨、獼猴桃都含有很強的蛋白質分解酵素作用，但並沒有人提起它具有增強精力作用。

油漬銀杏可治療肺結核

提起銀杏，所有的日文資料都異口同聲地說它具有治療肺結核的效果。筆者懷疑這可能出自同一資料。最近找到一本書，其書名是《你身邊可做為醫藥的食物》，由寺田文治郎與三田富子共著，主婦與生活社出版。

在此書中，有關銀杏就有下列的介紹：

『銀杏果成熟後，其果肉會腐爛，而可獲得覆有白色硬皮的果仁。這果仁即可食用，從前傳說賦予精力，但卻另有藥效。

在上海開業的一位荷蘭醫生曾經僱用一位王姓的助手。當發現他患有肺結核時，曾經盡一切力量來醫治他。由於當時還沒有發明青黴素等抗生素，所以只能用食療法。

然而他的病情只有惡化的一途。他最後辭退工作，想說即使要死也要死在故鄉，所以便返鄉去了。

經過大約一年後，有一天，這位王先生突然又出現在荷蘭醫生的面前。該醫生一直以為他已不在人間了。錯愕之餘，問起出現奇蹟的經過。

原來，王先生回到故鄉後，村中長老告訴他，肺病並不可怕，勸他吃油漬銀杏。他每天吃三粒，經過一段時間的攝食後，漸漸地就像眼前那樣完全恢復健康了。

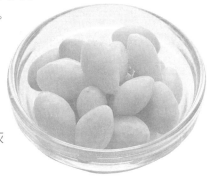

荷蘭醫生半信半疑，就問起詳情。王先生說，只要將尚在樹上的銀杏採下來，再浸漬於菜籽油，密封後貯藏於床下，經過一百天後，每天食用即可。

雖然醫生覺得銀杏怎麼可能治病，但事實擺在眼前，不容懷疑。所以，他也馬上浸漬了油漬銀杏，並給肺病患者食用。結果，患者一個接著一個痊癒，而拯救了很多病人。』

食用油漬銀杏尤其有效

日本有一位醫師，寺田先生聽到這故事後，雖然認為不太可能，但仍半信半疑加以試驗。他採集了落果前的銀杏，然後與前年採集者分為兩組，各浸漬於菜籽油、沙拉油、黃豆油等三種食用油中。

約莫經過三個月後，給予身體衰弱的病人，結果都有效，但以浸漬於黃豆油者最顯著。結論便是只要浸漬於食用油，則不管那一種食用油都有效。

他另外以白老鼠做實驗，將其分為兩組，一組只給與普通的完全飼料，另一組卻再加上油漬銀杏。經過三個月後，追加銀杏的一組，其體重有顯著地增加。由此可證明銀杏對生物體有益。

二次大戰後，寺田先生回到日本，就一直忘了銀杏的事情。然而有一天，他再接受一位從中國回日本的內海勝二先生的委託，重做銀杏的實驗。這位內海先生也在中國學會了將銀杏果從樹上摘下來後，擦拭乾淨直接浸漬於菜籽油中，密封貯藏於冷暗處，靜置一百天後再食用。

經過一百天後，將其打開，將銀杏果、果肉與果仁一起，每天食用三個，連續吃六天。實驗結果，對肺病、嚴重咳嗽的病人果然都有效。

另外，如將銀杏的葉子夾在書籍中，也有防蟲的效果。

銀杏具有多種療法

日本民間傳說，銀杏很補，吃多了就會流鼻血。自古即被認為對虛弱體質，或過敏症有療效，但其效果仍有不明瞭的地方。

據中醫書記載，其『四氣五味』是『甘苦、澀平、有毒』，『歸經』是『肺、腎』，『效用』是『定喘嗽、止帶濁、縮小便』，『主治』是『治喘氣、治痰、治遺精、減少小便次數』。

在日本被當成治療小孩的夜尿症（尿床）利用，這可能就是銀杏有溫暖身體功用的緣故。在就寢前食用就可以改善小孩的尿床。

因為銀杏可以溫暖身體，所以繼續食用除了可治肺病，可強壯身體，對氣喘病、過敏症有效，也對止咳化痰有療效。

銀杏怎麼吃？

因為銀杏含有油溶性的麥角固醇，所以連油一起食用可以幫助其吸收，提高鎮咳等效果。如一次獲得多量，則先將其殼打破，取出裡面的果仁，浸漬於食用油中即可久藏不壞。

吃法可分為炒銀杏、油炸及油漬等。炒法是將殼打破取出果仁，連薄皮在鍋中炒至果仁變軟。在小孩就寢前三至四小時，讓其食用。食用量以年齡的粒數為限。

油炸是將殼打破，果仁放在水中燙煮，以筷子攪伴就可以使薄皮剝離。撈出滴乾後，以竹條串起來油炸，曬鹽調味，或澆上蜂蜜就可以做為配酒菜食用。

油漬法則是在不加油的鍋上先稍微炒一下，除去外殼浸漬於食用油中，貯藏於冷暗處一百天後食用。大人以一天十粒為宜。

如前述，銀杏吃太多會有流鼻血、臉紅頭暈的現象出現，所以小孩以二至三粒，成人則以一次十粒為限。

除了做為健身用途之外，銀杏也經常被用來製作菜餚食用。在日本料理方面，蒸蛋（茶碗蒸）裡就經常會放一、兩粒；另外土瓶蒸裡也會加幾粒。

　　在中國菜中，佛跳牆等菜餚中也添加銀杏。其他像『白果雞丁』是先將白果放在鍋內，加水及酒一大匙，蓋滿煮五分鐘撈起，再和雞丁、蔥、薑炒成的可口菜餚。

　　另外，銀杏也可做為甜點。將白果、白木耳、薏仁、蓮子煮爛加糖冷卻後食用。據說除了保健以外，還可以使皮膚白泡泡，幼咪咪呢！

　　讀者不妨多利用銀杏這款食品，不但可滿足口福而且還可保健身體，真是一舉兩得。現在已有銀杏葉子萃取物再加黃酮醣甘（flavone glycosides）等所配成的各種保健食品問市，很方便消費者食用。

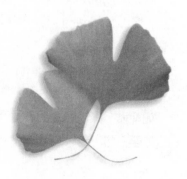

03. 梅

梅的由來

　　據稱，梅的原產地在四川省或河北省，大約在兩千年前就被當成藥物使用了，所以可說是歷史悠久的食品。

　　奇怪的是，發源於中國的梅，在中國卻只有烏梅，做為中藥使用，其他梅類則當作酸梅湯、蜜餞等的原料，並沒有像日本人那樣將梅當作健康食品，並普遍食用。

　　梅最早以『烏梅』的形態，在奈良時代傳到日本。當初就被當作藥膳，受到喜愛，到了江戶時代，就有今天的鹽漬梅，梅肉萃取物（extract）製造。日本人一直認為這是萬能，可治百病的健康食品，而廣泛地被食用。

　　台灣約在兩百五十多年前，由福建、廣東引進栽培，為春季加工用水果。台灣栽培的梅品種有，大粒梅、小粒梅、尖頭梅、胭脂梅、平頂梅，另也由顏色分為粉紅種、青種、紅種及野生山梅等分法。產地多在中、南部海拔兩百至一千兩百公尺的山坡地，其中以南投縣最多，台中縣次之。

　　台灣梅的採收期在三月上旬至四月下旬，在果實七至八分熟時採收。以前採收梅多用竹竿敲打樹枝，再撿拾掉在地上的果實，現在則開始採用震動機來震動樹幹，使果實掉落，以減低果實受損，減少人工、降低成本。

梅的用途

　　由於未成熟梅裡含有毒的『苦杏仁甘（amygdalin）』成分，因此不宜生食。這種成分存在於梅、桃、蘋果、櫻桃、扁桃、杏子等種子中，受酵素分解後會產生有毒的氰酸。

　　因此，梅主要供做加工用途，如鹽梅（梅乾、話梅）、鹽漬梅、蜜漬梅、烏梅酒、梅酒、梅果醬及果汁。台灣十幾年前外銷日本的梅胚（鹽漬梅的半成品）數量相當可觀，幾乎佔日本所消費的八、九成。然而好景不再，因為台灣工資一直提高，工人又難找，所以梅的生產成本也不斷提高。日本的鹽漬梅生產業者又聯合向台灣採購，壓低價錢，因此，台灣的梅農在無利可圖之下，對梅的栽培也漸漸失去興趣，對於施肥、病蟲害的防治也就不起勁了。這樣的惡性循環使得品質愈來愈降低，也使得日方更有藉口壓低價格。最後，日本人轉移陣地，跑到中國去輔導栽培及購買梅胚了。

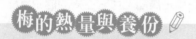

梅的熱量與養份

　　每一○○公克中含有熱量二十九大卡，水分九○・一克，蛋白質○・七克，脂質○・五克，醣質七・六克，纖維質○・六克，灰分○・五克，鈣十二毫克，磷一四毫克，鐵○・六毫克，維生素 B_1 ○・○三毫克，維生素 B_2 ○・○五毫克，但是其可食部分只佔全部的三十％。

梅子的功效

◎消除疲勞，維持健康

鹽漬梅很酸，所以常被認為是酸性食品，其實它是鹼性食品。其呈酸味的來源是有機酸（以檸檬酸為主的有機酸），它在胃或腸中會顯示很強的酸性反應，以阻止各種細菌的繁殖，但從腸進入血液後就會轉變為鹼性，對於易偏為酸性的血液可使其轉變為鹼性，改善循環，有益於成人病的防治。

◎超強殺菌效果，幫助胃腸的作用

在霍亂、赤痢等疫病流行的時候，日本人多以食用鹽漬梅來防治。對健康的胃來說，胃中鹽酸會殺死細菌而防止疾病的發生，但當胃的作用衰弱時，細菌則可以活著通過胃部，侵入腸內。小腸呈弱鹼性，所以殺菌的作用較差，不能適時消滅細菌，那就會生病了。這時候，梅的有機酸就會發揮其威力。它可暫時促使腸內呈酸性，殺滅侵入的細菌。尤其是梅肉萃取物更具有殺菌的作用，據實驗它可阻止赤痢菌、葡萄球菌、霍亂菌等有害細菌的繁殖。又，梅有下痢與便秘、酸過多與無酸症的完全正反兩面症狀的防治作用，即具有幫助胃腸順利作用的特異功能，因此將其稱為『梅的可逆性』。

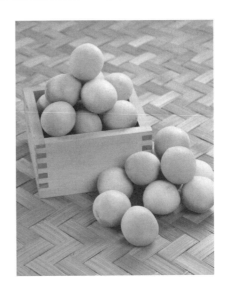

◎含有具特效的檸檬酸

梅子比其他水果含有特別多的有機酸與礦物質，對人體有很優異的功用。其中檸檬酸

就是熱量代謝（攝入人體內的碳水化合物，或脂肪轉變為熱量）的關鍵成分。

當檸檬酸不足時，血液中的乳酸會積存下來，血液就會酸化。首先，頸部或肩部會痠痛，腰部會有僵硬等症狀出現。當疲倦時，食用鹽漬梅會有所改善，其原因就是檸檬酸可防止疲勞物質積存於體內，且可使其轉變為熱能源的緣故。

檸檬也含有檸檬酸，不過其含量只有二％，鹽漬梅則有五％，梅肉萃取物更高達三十％，差距很大。

又，檸檬酸也有幫助鈣吸收的功用。鈣很難直接從腸壁吸收，但如果與檸檬酸一起攝取，就可以很順利地透過腸壁吸收。

◎提高肝臟機能，淨化血液

在日本，梅從古代就被認為『可斷三毒』，即食品的毒，血的毒，水的毒。日本人認為它對食物中毒、宿醉有效，也有很多人每天吃鹽漬梅，而改善肝臟機能的說法。肝臟與腎臟都是人體器官中具有重要功用者；製造膽汁、代謝及貯藏營養分，分解有毒成分等，是人體不可或缺的器官。在梅子中含有極微量的苦味酸（picric acid），可提高肝臟的機能。肝臟的作用活潑化以後，肝病就會自然而癒，並且也不會惡醉或暈車。在食品添加物或農藥廣泛污染的今天，梅子就是『體內公害的清道夫』，而有保護肝臟的作用。每當聯想到鹽漬物

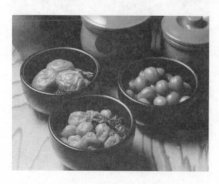

的時候，我們就會流口水，因為唾液中含有很多量稱為『腮腺素』（parotin）的返老還童荷爾蒙。所以，想青春永駐的人，梅就是你的可靠良伴了。

總而言之，梅子的效果有祛痰、止渴、解熱、整腸、治

瘧、解毒的作用，也有治瀉、預防食
物中毒與動脈硬化、促進食慾、消除
疲勞的功效。

如何選購梅子

　　選購梅子時，以果形整齊、果粒較
大、果皮有絨毛、果實無病蟲害痕跡，
並以七至八分熟為佳。

梅肉萃取物製法

　　這是將七至八分熟的青梅汁收集後，加熱煮沸、濃縮有效成分
者。青梅含有極微量的氰酸，而被認為這與檸檬酸有相乘作用，並顯
出其特別效果。據實驗，這比同量的鹽漬梅，具有三十倍的效果，十
倍的殺菌力。

1. 選購沒被雨淋，無蟲害的七至八分熟青梅，經過沖洗後滴乾，
   以乾淨抹布擦乾，裝於陶瓷器皿備用。
2. 以木槌破除去種子，取果肉磨碎或以果汁機打碎。
3. 磨碎青梅汁裝進白布袋擦汁。
4. 將榨汁放入陶瓷土鍋或琺瑯鍋，以小火加熱約兩小時，慢慢攪
   拌加熱抽取萃取物。
5. 在加熱當中，榨汁由青黃色轉變為茶褐色，易流動的汁液變濃
   稠會起泡。最初形成的黃色泡沫要除掉。
6. 以木杓掏出時，如果能拉絲就表示大功告成，可停止加熱了。
   冷卻後會顯出黑色光澤並帶黏稠。
7. 榨汁後的殘渣，加入同量的蜂蜜，以小火加熱就可煉成梅子果
   醬。

釀杯梅酒來喝喝

　　梅酒的起源很早，據說在日本，約三百五十年前就已被飲用。梅酒是因為其消除疲勞，促進食慾的效果可藉由酒精來加速作用，所以被人稱為即效藥。對感冒、中暑、增加精力、促進食慾等都有效。最好能將其貯藏熟成三至四年，則不但風味佳，藥效也會倍增。

　　然而梅酒不能飲用過量，做為睡前的飲用酒，一天以一小酒杯為宜。

1. 準備大小整齊的青梅一‧二公斤、冰糖六○○克、白酒（white liquor）（可使用米酒頭、燒酒、高粱酒等）一‧八公升、松葉三十支。
2. 梅子經過水洗後，以牙籤去除蒂部，以乾淨抹布擦乾。
3. 將青梅裝入已用熱開水消毒過的廣口玻璃瓶中，再加入冰糖六○○克。冰糖要選擇大小不同者，如果大小相同即溶而無法溶出梅子中的有效成分。
4. 將松葉（松針）撒在上面。松葉也可以不加，但如果添加松葉即可增加其風味與有效成分。松葉要預先洗乾淨並乾燥再使用。
5. 最後將白酒一‧八公升慢慢加入。緊閉瓶口，貯存於冷暗處，最少要貯藏三個月。
6. 俟梅酒熟成後，梅子會浮上來，酒色也會呈琥珀色。別忘了將製造日期貼於瓶上，才不會忘記貯藏多久。

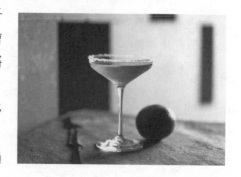

7. 梅酒中的梅子，經過

三個月後就可以撈出。這梅子可以加上五分之一量的砂糖與適
量的白酒，就可以保久不壞。而這些梅子也可以加入蘿蔔醬食
用，或做成梅子果醬等來利用。

梅肉萃取物的利用

◎速飲（instant）梅酒

　　將白酒一・八公升、冰糖六○○克、梅肉萃取物二十至二十五克
混合均勻，貯藏約一個月就可以飲用。飲用時最好以布濾去殘渣。

◎梅肉萃取物果汁

　　將梅肉萃取物十克以少量冷開水攪拌，加入約梅肉萃取物十倍的
蜂蜜，再加入冷開水約六杯混合均勻，就可以製成六至七人份的果
汁。現在日本已有添加梅肉萃取物的濃縮飲料，黑醋梅肉等健康食品
出售。

◎梅凍（jelly）

　　將洋菜浸軟，加熱溶解，加入蜂蜜與梅肉萃取物混合均勻，以小
火熬成黏稠狀即可倒入於各種模型中，移入冰箱使其冷卻凝固。食用
時，可在上面加上櫻桃、生奶油做為裝飾品。

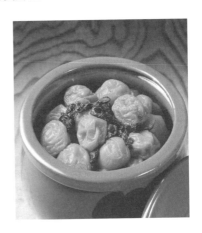

04. 薏仁

全世界的健康食品

　　薏仁是從古代就有的一種穀類，全世界從很早就被將其為健康食品了。在中藥裡有名的『薏苡仁』就是把薏仁脫殼所成的白色種子。薏苡仁的名稱可能來自其原產地越南名『YDZC』，『苡』有種子的意思，『仁』是如杏仁或桃仁等中藥的名稱，指的是種子中的核仁。在中國也稱為薏米，或苡米、苡仁，而廣泛的受歡迎。現在日本人將其當成防止老化的食物，每週有吃一次薏仁粥的習慣。

薏仁的傳說，世界各地都有

　　薏仁的英文名稱為『Adlay或Job's tears』約伯的眼淚。其語源尚不明瞭，可能是跟聖人約伯的眼淚一樣寶貴的意思吧！

　　在法國稱其為『Coix Ma Yuen』（馬援的食物）。這是安南，即越南要成為法國殖民地以前，以後漢的名將馬援所取的名字，因為知曉食用薏仁後，就可戰勝疾病的馬援，希望這好處分享給同胞，所以在歸國時，不屑其他金銀財寶，僅帶回薏仁給朝廷做為貢物。

　　但他後來卻被套上收受賄賂的罪名，被免去官位。不過深知名將的為人，安南人民深信他的清白，仰

慕他的德行，當安南成為法國的殖民地後，還是傳遍這段故事，將他的名字變成薏仁名稱。

在日本，卻被稱為『鳩麥』（Hato Mughi）原因可能是鳩（Hato 鴿子）喜歡吃，或其收穫量很高，可達到八斗（Hatto），或類似小麥而中間有深溝等外觀而來的說法，但是那一種說法較正確卻還沒有定論。當然它不屬於麥類，而是禾本科的一年草，反而只接近米的穀類。

薏仁的營養優於米

薏仁的化學成分如下表所示，雖然同樣是禾本科植物，但其營養價值較米為優，並且含有豐富的蛋白質、脂肪、鈣、鐵、維生素 B_1、B_2等。

	薏仁	糙米	白米
熱量（kcal）	375.0	351.0	356.0
水分（g）	13.0	15.5	15.5
蛋白質（g）	14.2	7.4	6.8
脂肪（g）	5.9	3.0	1.3
醣質（g）	64.8	71.8	75.5
纖維（g）	0.8	1.0	0.3
灰分（g）	1.3	1.3	0.6
鈣（mg）	11	10	6
鐵（mg）	2.5	1.1	0.5
磷（mg）	300	300	140
維生素 B_1（mg）	0.27	0.54	0.12
維生素 B_2（mg）	0.11	0.06	0.03

尤其是蛋白質的胺基酸組成，其品質更被認為是在穀類中最佳者。雖然蛋白質、脂肪、熱量都很高，但是因為其新陳代謝好，所以吃多了也不會像白米一樣長胖，這就是薏仁被稱為具有健康食品效果的原因。

因此在日本，從一九八九年開始，即被指定為水稻轉作的特定作物，各地栽培做為中藥、茶或健康食品來利用。

薏仁具有補虛、益氣、輕身之效

關於薏仁的效果，在《神農本草經》也列為養生食的上品，對補虛、益氣、輕身有效。

又在《本草學》中也記述可使內臟器官強壯、減低炎症、減少痛楚、消腫、治腳氣病、利尿等，真是效果廣泛。

在日本的《民間藥用植物誌》中，對於薏仁也記載著將其煎煮飲用就對利尿、健胃、腳氣有益，如做為麻糬食用即對胰臟、胃等有利，可促進食慾等。

更者，在民間療法中它也被認為對化膿症有抑制發炎、消除疼痛的作用，其他像是關節炎、神經痛、肩部痠痛等也有療效。

◎除贅疣

從古代，薏仁就被當作除贅疣（雞眼）的特效藥食用。這是因為薏仁具有很好的新陳代謝作用，同時含有稱為coixenabide的成分，而這是因對腫瘍組織有效的關係。

　【你可以吃得更健康】You Are What You Eat

其他尚含coxial，具有鎮靜、鎮痛作用。

　　將薏仁茶煎來喝，再吃將脫殼薏仁煮軟的副食，或薏仁粥等，繼續食用一個月後，即可消除贅疣。

　　最近有醫學家發現，薏仁有阻止上皮細胞的癌症細胞增殖、轉移的作用。然而在效用上，脫殼的薏苡仁會比較帶殼者來得有效。

◎水腫、利尿、便秘

　　由於食用薏仁後，腎臟機能會提高，所以可促進利尿作用。又纖維質含量比米多，自然有益於排便，所以常食用可消除或預防便秘。但是妊娠或生理期間就要避免食用。

◎美容

　　因為有著優異的新陳代謝作用，可排泄體內廢棄物，製造新細胞組織，所以薏仁對消除青春痘、黑斑、雀斑，從體內促使皮膚變白、變嫩、濕潤，粗糙肌膚、凍傷也有效。

　　同時，可防止肥胖，對肥胖者則有消除贅肉的功用。

◎滋養、強壯

　　因為薏仁的蛋白質、脂肪含量多，又富於礦物質與維生素等營養素，所以若能每天當菜湯或粥繼續食用，一定能發揮滋養、強壯的效果。

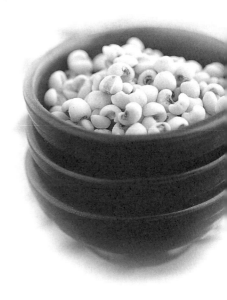

這樣吃薏仁更有效

　　雖然薏仁有益於人體，但若食用方法不對，消化吸收的效果就會減半。

◎做為茶飲用

　　將薏仁當做為茶飲用時，可將帶殼的薏仁打碎，稍微炒焦後煎飲，就可使

其色香味俱佳，而容易飲用。這樣一來，會比整粒者，更容易將有效物抽出，而且薏仁茶的效用很溫和，所以很適合經常飲用。

煎飲法是將上述帶殼薏仁四至五湯匙，以三杯水，脫殼者二至三湯匙以兩杯半的水煎煮至一半的水量為準。

◎利用做料理時，宜先預煮

要將薏仁使用在料理時，必須要用脫殼的薏仁。為了消除其臭味，以水沖洗幾次至水乾淨為止，然後浸於水中過夜。如果是要做為湯或粥時，則先以六至七倍水預煮三至四小時。

倘若想多做一些留用，就以三倍水預煮。如果在三至四天內才吃完，就要貯藏於冷藏庫，冷藏時記得要把湯與粒分開，將一次的食用量分別冷藏比較方便。據說也有糖尿病患者不吃白米飯，而只吃薏仁飯。

對健康有益的薏仁料理

要使用脫殼薏仁時，一定要浸水過夜後使用。

◇薏仁枸杞湯

適合於消除疲勞，滋養強壯的料理。以帶骨雞肉做成的湯加上薏仁與枸杞，所以具有速效性，對病後的恢復也有效。

＊做法（四人份）：

1. 將帶骨雞肉切成一口大的塊狀。五至六塊做成約四杯雞湯。

2. 將煮軟的薏仁四至六湯匙，枸杞四茶匙，浸水後切成薄片的四粒香菇，連浸香菇的水一起添加於上一個步驟的雞湯中煮沸。

3. 最後，以食鹽及米酒調味，加入

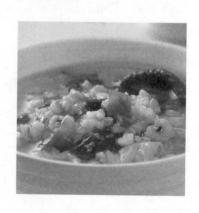

香菜、九層塔等青葉菜食用。

◇薏仁與黃瓜合煮菜

可做為除贅疣、美容食。能除贅疣，具美麗肌膚效果的薏仁，以及同樣可提供美麗肌膚的黃瓜，防止黑斑、雀斑沉著的綠豆冬粉併在一起的美容食。

＊做法（四人份）：

1. 將半杯薏仁（乾燥者）浸水過夜，以水二至三杯煮爛。
2. 加入已浸水的二十個木耳、冬粉二十克切為十公分長且燙好者，文蛤剝開兩百克，切碎薑絲少量，然後煮沸。
3. 加食鹽調味後，加入輪切小黃瓜兩條，再煮沸一次，加入幾滴香油供食。這時候也可以勾芡。

◇薏仁紅豆湯

對便秘、水腫、腳氣病有益。薏仁利尿，紅豆對消腫有效。而這兩種食品都含有多量的維生素 B_1，所以對腳氣病有效，對便秘也很有幫助。

＊做法（四人份）：

1. 薏仁半杯（乾燥者）浸水過夜，以四杯水煮爛。
2. 紅豆半杯以水煮沸後，再以一杯半的水煮沸。
3. 等紅豆煮爛後，將薏仁連湯加入，以蜂蜜調到適當甜度，煮至黏稠為止。

◇薏仁凍

對頑固的便秘有效。

＊做法（四人份）：

1. 四大湯匙薏仁（乾燥者）浸水過夜，以四杯水煮爛。

2. 四大湯匙紅豆浸水過夜後，煮爛，加入同量砂糖煮沸。

3. 將洋菜一束浸軟、榨乾，以一杯半水加熱溶解，加入砂糖一杯，加入薏仁煮湯半杯，煮沸後以網過濾。

4. 將洋菜倒入容器，等稍微冷卻後，加入燙煮好的薏仁與紅豆，使其冷卻凝固即可。

薏仁的禁忌

薏仁雖然已磨成粉末，但生粉還是不容易消化，如吃下生粉會引起反胃現象。因此一定要加熱到煮熟才能食用。例如，做成元宵等食品。

最近已有將其以擠壓，或鼓形乾燥製成的粉末或雪片，所以可使用糯米紙包起來吞食，或當成速食麥粥食用。當然做成錠狀更容易服用。

食用或服用薏仁時，不要為了想提高效果，而飲食過量的薏仁。每天的攝取量，如食用的是脫殼薏仁，一天以兩大湯匙為宜；粉末狀的是一大湯匙；做為茶飲用時，則以帶殼者三至四大湯匙為宜。以這樣的份量為標準長期（一個月）食用，就可發揮其功效。

特別要提醒各位的是，薏仁除了可除贅疣、利尿以外，也有冷卻身體的作用。因此在妊娠中，或生理期中的婦人最好避免食用。

05. 酸乳酪（yoghurt）

治療萬病的仙藥

現在在超級市場都可以買到各食品公司所推出的酸乳酪（yoghurt）。酸乳酪又名凝態發酵乳。這是將牛奶或羊奶等加入乳酸菌，讓其發酵所製成的一種酸乳。

舊約聖經上有記載，猶太人的始祖阿普拉哈姆以發酵乳招待三位天使的經過，由此可見酸乳酪從古代就被食用。

據說，回教的教祖穆罕默德，在教徒中如有人患病痛苦時，都給與發酵乳中所做黃褐色的乾燥發酵菌種，稱為『神所賜靈藥』。教徒

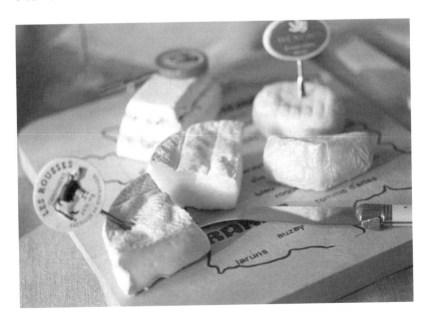

將它帶回家後，將
其加入家中的乳品
中，做成發酵乳飲
用。

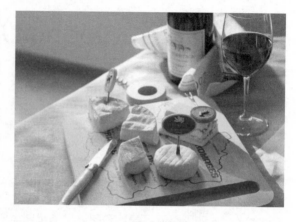

　　釋迦也吃酸乳
酪，如在《涅槃經》
中曾述及『從牛生
乳，從乳生酪，從
酪生酥，生酥生熟
酥，熟酥出醍醐，醍醐為最上。』因此，醍醐被認為是酸乳酪的最高
級品，治療萬病的靈藥。

　　如上述，從古代酸乳酪就被認為具有治療病的神秘力量，而被當
作珍貴食品食用。

含有影響健康的有效成分

◎布爾加利亞長壽者多的原因

　　從西元一九九〇年初期就有積極利用酸乳酪做為健康食品的運
動。蘇聯的科學家米捷尼克夫發現，布爾加利亞有很多長壽者，而認
為這是經常食用酸乳酪的關係。他認為這是酸乳酪中的乳酸菌會存活
於腸內的結果，可預防動脈硬化，所以不但自己食用，也提倡大家食
用。

　　但是米捷尼克夫本身在一九一六年卻死於帶尿毒症的動脈硬化，
另一方面也有人研究並明瞭乳酪中的乳酸菌並不能在腸內繁殖的事
實，所以酸乳酪的流行就冷卻了下來。

　　不過大家還是認為酸乳酪確實對健康有益，所以對於如何促使乳
酸菌在腸內存活下來，就有了各種研究。

像是加入人類腸內較多的Bifidus菌，做成乳酸菌飲料。雖然乳酸菌不存活在腸內，但食用酸乳酪，對保持健康還是有益的。

◎腸內的菌種會影響身體健康

如果說『人類的大腸是細菌的住家』，想必會讓很多人嚇一跳。但是我們的大腸內確實約有一百種，數量達一百兆個細菌住在裡面。在人類腸內所居住的細菌群好像是草叢，所以稱為腸內菌叢。

腸內菌叢是這些細菌，互相共生，或對抗生存、消失，所以由這些腸內細菌的公演（drama）也就會影響到我們的健康。

◎餵母乳嬰兒較多雙冬桿菌（Bifidus菌）

人類在母親胎內時為無菌狀態，但呱呱誕生後，第二天就成為大腸菌、乳酸桿菌、腸球菌、梭孢桿菌等腐敗菌的住家。

所幸在誕生後的第三、四天，腸內就會出現Bifidus菌，即時抑制大腸菌、乳酸桿菌、腸球菌、梭孢桿菌等有害菌的繁殖，Bifidus菌會急劇地繁殖，而佔優勢。

在腸內Bifidus菌成為優勢，對嬰兒是很理想的事情，更可由Bifidus菌來保護嬰兒的健康。然而，科學家更明瞭以母奶養育者較牛奶養育者，其Bifidus菌較多，大腸菌較少，而這與吃母奶的嬰兒較不容易生病的結果是一致的。

◎Bifidus菌是益菌的代表選手

在成人腸內，維護健康的也是Bifidus菌，只不過與嬰兒種類不同。不管成人或小孩，腸內的Bifidus菌佔優勢時就是健康；相反地，患疾病時大都其Bifidus菌減少，而大腸菌增加的情形較多。

年紀增長後，腸內菌叢的平衡也會改變，Bifidus菌減少，Welchii菌等腐敗菌會增加。因此在腸內那一種菌佔優勢就是重要的事情了。

像Bifidus菌等對人體健康有益的菌就稱為有益菌；會促使人體老化或生病的大腸菌或Welchii菌，對健康不利的菌，就被稱為有害

菌。

◎酸乳酪的菌死了也有利健康

那麼乳酸菌在腸內菌叢中有什麼功用呢？

每一個人的長相與個性不同，當然腸內菌叢也會有其特別的個性。從後面進來的細菌會被已先霸住的菌種所追逐，而很難存活下來。

因此，酸乳酪的乳酸菌如能維持活的狀態進入大腸，也不一定能夠在腸內繁殖。不過酸乳酪會對腸內菌叢引起某種作用，幫助腸內Bifidus菌的繁殖。

這可能是由於乳酸菌對奶類作用後，所產生的微量活性物質的功用。這被認為雖然不像抗生物質具有強力的作用，但能夠抑制某種有害菌的繁殖。

將老鼠分為兩組，一組餵以牛奶，另一組餵以酸乳酪，會發現後者較前者多活了七星期。

這種延壽效果，將乳酸菌殺滅後也沒有什麼改變。而常吃酸乳酪的保加利亞人多為長壽的原因可能就在這裡。

◎乳酸菌會增強免疫機能，增加治療效果

乳酸菌具有提高人體免疫機能的效果。人在生病、受傷、燙傷時，免疫機能會降低，而容易引起其他疾病的併發症。

在這種情況時，如食用酸乳酪，就可以補給優良的蛋白質，同時提高身體的免疫機能，所以疾病、受傷、燙傷也會很快痊癒。

實際上，受到嚴重火傷的病人，給予蜂蜜和酸乳酪後，也有相同的療效報告，而提高免疫機能也對防癌有幫助。

◎預防便秘，降低膽固醇

乳酸菌具有跟食物纖維相同的作用。食物纖維的優點是不在腸內被吸收，但是乳酸菌中也含有不被人消化酵素所消化的成分，所以可增加糞便的量，促進腸的蠕動運動，而具有預防便秘的效果。

在腸內，雖然會由於有害菌的作用，而生成有害物質，但會被迅速地排泄，所以可以將有害物質的影響降到最低限度。

根據美國郝布拿博士的實驗，酸乳酪也具有降低血液中膽固醇的作用。

含有比牛奶更容易吸收的營養

牛奶所含必須胺基酸甚為均衡，鈣或維生素 B_2 等營養分也很多，所以是營養豐富的食品。不過在酸乳酪中，這些營養成分會變成更容易消化的形態。

例如，酸乳酪的蛋白質已被消化至腖或肽（peptone,peptide），所以病人或老人也容易加以消化吸收。另外因為是乳糖不耐症，因此喝了牛奶就會拉肚子的人，也可以放心食用酸乳酪。

為了突顯出酸乳酪的效果，一天希望能食用五百公撮，而且要繼續食用才有效。

你也可以成為製作酸乳酪的好手

如果能夠小心控制溫度，即使是一般的消費者，也可以在家裡利用牛奶或脫脂奶粉，自製酸乳酪。方法是在鮮奶中或沖泡奶粉（依照平常飲用濃度），稍微加熱殺菌後，放置冷卻。然後以市販的酸乳酪做為菌種，即混合酸乳酪後，保溫（攝氏三十五度為宜）兩、三天，如果發現凝固後即可食用。此時消費者也可依個人喜愛口味添加各式水果罐頭果汁或蜂蜜，以增加色澤及風味。如果還沒要即時食用，就要將它放進冰箱內冷藏，以免發酵過度，變得太酸反而不好吃。

06. 熱狗的由來

我們經常會看到『熱烈歡迎』、『熱賣中』、『熱戰』等名詞，而喜歡『熱』的國人，也漸漸能接受一邊走一邊拿著吃的『熱狗』了。

在細長的麵包中夾著香腸、沙拉等食品，為什麼會被稱為熱狗呢？也許還有人會誤認它是以香肉（狗肉）做成的呢！

因為像狗的紅色舌頭而命名

熱狗（hot dog）與漢堡同樣是美國式食品，頗受年輕人的歡迎。其名稱來源於一百多年前在美國被追溯出來，因為它的形狀很像狗（達克斯芬特種狗）伸出的紅色舌頭，所以如此命名。『熱』是因為剛好烤的很燙，加上與辣椒的辣味感有關，同時因為吃熱狗時，吃態也很像狗伸出舌頭哈哈吐氣的樣子，因此，被叫做「熱狗」。

熱狗與中式香腸不同之處在於食用時不覺得有腸衣的存在。這是因為熱狗的原料已經打碎過，且添加過澱粉等原料，製造時以非食用腸衣製成後，再除去其皮。

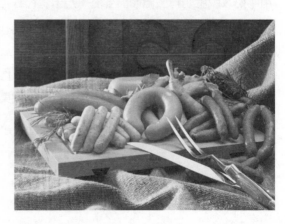

07. Beef 的恥辱

很多人都注意到在英文中，活的牛叫做ox，牛肉就要叫做beef，小牛活的時候叫calf，但它的肉卻稱veal；豬也是一樣，由pig變成pork。為什麼會這樣？是否為了考驗大家多記英文單字呢？

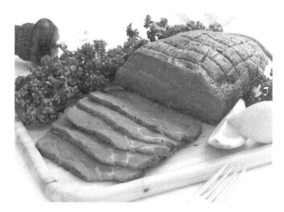

事實上，這些肉名都來自法文。現在，我們就來談談這些稱呼的來源吧！

當法國及英國，仍被原住民族撒克遜人所割據而做著太平夢時，歐洲北方Viking民族，盜襲並佔領了法國的北部，即現在的諾曼第地方。

『文化卑視』造成的語言差異

後來他們也渡海攻入英國，征服撒克遜人，建立了諾曼王朝（西元一六〇〇年）。現在的法國人就是這些征服者的子孫，即諾曼人的後裔。

然而征服了撒克遜人而成為法國或英國統治的諾曼人，當然就成為社會的上流階級，被統治的撒克遜人屈就在淫威下，只能從事一些家畜飼養等卑賤的勞役工作。

　　當時活的家畜與屠肉，就以不同的名字稱呼，也可說是『文化卑視』。換句話說，家畜由撒克遜人飼養期間，允許以撒克遜語（英語的母語）稱呼，但經過屠宰變成肉後，上了主人（法國人）的餐桌，就要改以法語稱呼了，以滿足征服者的自尊心。

　　在有名的蘇格蘭騎士道小說《伊凡嚇》中也有記載：

　　『關於pork，這是很漂亮的法文，牲畜還活著時，被僕人所飼養期間可以使用撒克遜的名字來稱呼，但運到城堡的大餐廳款待主人時，就要以諾曼語稱為pork。』

　　這就是當時的社會百態，換句話說，這也就是英國的屈辱了。

　　在歐洲，章魚由於其怪異的形態，被認為是惡魔的使者，而被唾棄，不敢食用，不過只有西班牙人是例外。

　　這可能與他們的祖先是葡萄牙人，當了東方探險的先鋒，走遍了世界各海洋有關，在從事海外貿易的同時，他們也嚐遍了東方美味菜餚有關。

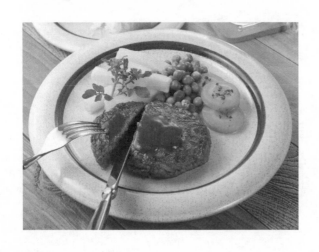

Beef原來是上桌加料的『燉牛肉』

然而在有鬥牛國之稱的西班牙，還是以『牛肉料理』為最拿手。

牛睪丸料理『富立達』是馬德理的有名料理。西班牙人說『吃富立達可以增加精力』。

其他，以牝牛乳房做菜餚，被稱為荷爾蒙料理，也是西班牙的著名料理。單以鬥牛為其國技，就可看出西班牙是很好動的民族。

談起鬥牛，令人關心的是被鬥牛士鬥死的牛，究竟如何處置呢？

鬥牛士的鬥牛對象是被稱為『bull』的牝牛，像對屍體虎視眈眈的聚集動物一般，鬥牛場的周圍聚集了很多雜亂的小吃店或小酒店。在這裡，牛的屍體被適當地處理後，就祭了狂熱觀眾的五臟廟。

換句話說，它就成為以西班牙語稱為『愛斯得法羅·烈·得羅』的燉牛肉了。這是一道將牛肉加馬鈴薯、月桂樹葉等一起燉煮的料理，但有些店卻要加進蒜頭，也許由此可補回觀賞狂熱鬥牛所消耗的熱量。可能也可以解釋為『西班牙式的合理主義』吧。

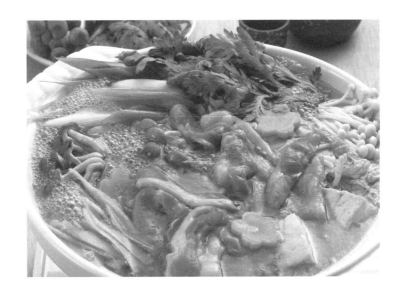

08. 漢堡的故鄉

那麼人人都愛吃的西式快餐──漢堡（hamburger）的名稱又是怎樣來的呢？

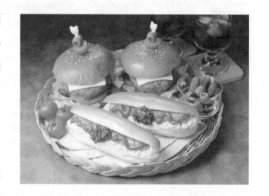

『漢堡』的由來

在一八五○年代，來往於德國漢堡和美國的移民船隻上，多載有一種硬如石塊的醃製肉，這種漢堡當地特製的燻肉，很適合久藏，因為當時還沒有發明冷凍庫，當然沒有冷凍肉可吃。但是因為這種肉太硬了，為了使其柔軟好吃，就將其打碎再混合浸過水或牛奶的麵包屑，或切碎的洋蔥，這也就是漢堡的始祖。

隨著移民，漢堡也登陸了新大陸，但漸漸地，不用硬肉而改用鮮肉，最後竟被認是美國式食品的一種。

其實漢堡真的是一種奇妙的料理。

在德國，美國所謂的漢堡，卻要稱為『德國牛排』（Deutsch steak或German steak）才行得通。因此，雖然在德國誕生，但卻似是而非。

其實，被稱為漢堡王國的美國，他們也不承認這是美國佬（Yankee）料理，因而也有下面的意見。

漢堡的正式名稱

『對於漢堡,其正式的名稱,或故意給以氣派的稱呼,都稱為 hamburger steak(漢堡牛排)。不過所謂steak,指的應該是牛肉或魚肉的切片。因此,對於以碎肉為原料,再混合洋蔥等者,要稱謂steak,實在有點不可理解。』

據最近料理專家們的新說法,漢堡的根可能在俄國料理,好像這才是真相。

因為德國有一種料理——『塔爾塔牛排(又稱為塔爾塔爾牛排)是一種生的碎肉料理,在德國被認為對治癒宿醉特別有效。而中世紀住在俄國的塔塔爾人,就是吃跟這個完全一樣的『塔爾塔爾牛排』。

然而,德國人將生碎肉變『烤燒漢堡』,直至一八○○年代,德國移民帶到新大陸,這就是漢堡的尋根故事了。

漢堡妻

在美國,『只會做漢堡的妻子』是惡妻的代名詞。

美國式的漢堡是碎牛肉適當地捏扁,在鐵鍋或烤爐上烘烤的速食食品。這也是便宜的牛排,熟度跟牛排一樣也分為生(rare)、半熟(medium)、全熟(well-done)同樣不加調味料,或經過其他手續,在供食時各自依自己的嗜好,添加食鹽、胡椒、番茄醬等。

前幾年,美國年輕主婦盛行將煎蛋稱為『我最拿手的料理』,做為家庭主婦,如果只能做漢堡,不限於美國,我想在別的國家也一樣被列為惡妻吧!

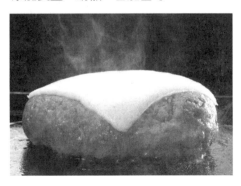

漢堡在日本

　　從一九七○年至一九七三年，美國麥當勞與英國的溫娣等外資漢堡連鎖公司，在日本登陸，而開始了該國的漢堡戰爭。如以此為第一次戰爭，則十年後再燃起第二次戰爭。

　　第二次戰爭的戰端是由於日本最大超級市場連鎖公司與美國的溫娣公司合作，在銀座設立第一號店開始。過去的漢堡是使用冷凍肉，是一個約一百七十日圓的低價格製品，然而溫娣卻以『使用新鮮肉』為其新武器，一個賣三百四十日圓，從過去以小孩為對象，擴大至二十五歲以上的年齡層。

　　日本人的漢堡嗜好在開始的十年就扎根下來了，後來演變成相互的品質競爭。而在台灣，麥當勞的登陸至近年來的發展瓶頸也是有目共睹的。

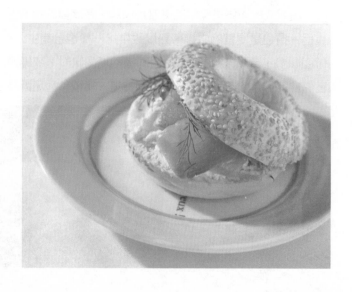

09. 微波食品

微波爐的發明

微波爐（microwave oven），日本人稱為電子爐（range）。這是隨著彩色電視、冰箱、錄放影機後，成為每家必備的電化製品。

本來微波爐只是一般的烹飪工具，但因應現代社會的需求，慢慢地發展出專供微波爐用的食品，而這些食品就稱為微波食品。

究竟微波爐是怎樣發明的？其原理何在？對健康有沒有危害呢？

迪斯可舞廳中五彩繽紛的雷射光，以及在台北市夜空中，由大樓屋頂放出的雷射光等都是大家熟悉的景色。具有銳利指向性與聚束性的雷射光，它是漂亮的人工射線，同時也被用來做雷達。因為在第二次世界大戰中被使用，又曾被研究過做為殺人武器，所以雷射光線或微波就被稱為『殺人光線』、『殺人電波』。但將微波視為『殺人電波』的觀念，其實已是過去的話題了。

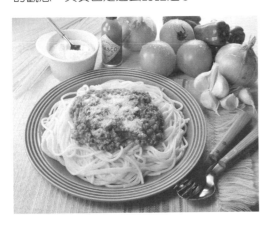

因為在第二次世界大戰結束的一九四五年，微波被發現有了新用途，即是可利用於加熱。在美國的雷世恩公司做雷達研究的史賓塞博士發現，放在口袋的巧克

力有被融化的現象。這就是偶然發現微波具有加熱效果的開始。

當初只應用於軍事次方面的微波，誰會想像到今天竟被廣泛地利用於家庭中呢？

微波是屬於電磁波

跟我們日常生活有密切關係的收音機、電視機所用的電波、通信所用的微波、或微波爐所用的微

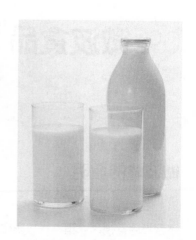

波、紅外線或光線或紫外線、更者如 X 光或伽瑪線，都是被稱為電磁波的電氣兄弟。

我們得悉電氣可飛出於空氣中，並沒有多久的歷史。電氣的歷史有近兩百年，電波的歷史只有約九十年。隨著無空管的改良，我們可以發振長波、中波、短波，並在一九二一年，由美國的哈爾做出極超短波。

大家都知道超音波可把水振動，而能洗淨精密機器的內部。現在也已經有家庭在使用超音波洗碗機了。這種超音波有刺耳的高音，並稍微使溫度上升。微波比超音波，其頻率（振動數）更高，所以機械的振動消失了，然而分子的振動卻會更顯著。

比微波頻率高的就是遠紅外線或紅外線，而這也是被廣泛地利用在乾燥、烘烤等方面。

微波加熱的原理

我們常聽到微波加熱的原理是利用『電磁波』振動水分子，由其摩擦生熱來加熱食品的說法。

其實摩擦生熱是外行的說法，不過食品中所含的多量水分子，的確對於微波加熱有幫助。但並不是只有水分子會被加熱。在微波爐中所放出的微波會使磁場方向轉變為『正』或『負』方向，而在一秒中使磁場方向改變二十四億五千萬次。食品中帶有電荷的分子會隨著磁場的改變而轉動。這種狀態與溫度上升時，分子運動轉烈的狀態一樣。食品中含有離子化導體，並帶有很強的電荷，不過對這些分子卻不能期待有加熱效果。如果離子過多，會近於導體，反而有礙『誘電加熱』的結果。關於這一點，水分具有隨著磁場的變化，其分子本身會轉動的結構，所以很容易被加熱。蛋白質或澱粉的巨大分子，也會因為磁場的改變太快，所以無法跟上，反而對發熱的幫助不大。

微波食品的誕生

台灣幾年前才有微波食品的推出。但在日本，於一九八五年十一月由哈屋士食品株式會社推出『微波食品（range gourmet）』的一系列食品後，其他廠商便紛紛跟上，開始流行。雖然從此以後，其銷售量一直在增加，不過到了一九八八年，增加的趨勢就趨緩了。

微波爐出現至今已過了三十年以上的歲月，然而為什麼到前幾年才出現微波食品的暢銷情況呢？這其實是與日本人飲食生活的改變有著密切關係。

由於日本的職業婦女增加，先生又忙於應酬，小孩忙於補習。大家的嗜好受到外食，或學校團體午餐的影響，所以在家一起吃飯的機會減少，有時雖然一起用餐，但因個人嗜好不同，也是各人吃各人喜愛的食品。另外由於房東的要求，或為了保持廚房的乾淨，很多家庭亦不備菜刀、砧板，而是從超級市場購買已切好的調配菜餚，或半調理，或已調理食品回家，將其直接或稍微烹飪加熱即可食用，再由於食品加工技術、運銷、包裝材料的進步，配合家庭冰箱大型化，微波

爐價格的一般化，因此促使冷藏、冷凍，以及微波食品高度的發展。

值得一提的是，現代社會單身貴族的增加，晚婚以及單身赴任遠地工作人口的增加，也是原因之一。

微波爐用途廣

微波爐具有解凍、加熱、殺菌、乾燥等功能，但一般家庭大都只利用其加熱功能。例如在餐館，將溼毛巾加熱，溫酒、盛菜前碗盤等的加熱；在家庭內則多用於加熱冷飯菜。

在日本，家庭微波爐的普及率已達六十％以上，這比美國的七十％以上還差一點。不過在日本最近已有幾家家電製造廠商推出家庭用第二台微波爐。標榜能在無油煙的情況下，做出各種炒、炸、燉等的美味菜餚，以代替傳統的烹飪方法。這款幾乎是萬能的微波爐，以高價格、高功能、自動化為口號，並以附贈各種烹飪錄影帶方式推銷。

其他，業務用微波爐的出現也值得一提，在日本已有專門出售微波爐菜餚的餐館出現。客人一到，將冷凍調理食品以微波加熱，幾分鐘內，幾種熱騰騰的菜餚就可以一齊上桌了。這種不必等候，即時可供餐的餐廳也受到消費者的歡迎。

如上述，冷藏冷凍食品也可利用微波爐來解凍、加熱。那為什麼要叫做『微波食品』呢？據哈屋士公司的定義，微波食品是『只採用微波為加熱手段，並且其包裝容器可兼用食器者』。

微波食品價格較高

現微波加熱的優點是可連包裝（紙、塑膠、瓷器）一起加熱，而包裝材料，周圍空氣等卻不被加熱。微波具有滲透性，可將食品由內部加熱，所以可迅速加熱。

不過以微波加熱也有缺點，例如不能滲透金屬，所以罐頭、鋁箔

袋裝食品都不能加熱。另外微波也不能做出焦黃且酥脆的產品。

　　針對這些缺點，廠商便在包裝材料上想辦法，例如以鋁蒸著材料，讓食品在微波加熱時，因該材料能吸收多量熱量，而對食品表面特別給與加熱，使其具有焦黃、酥脆的特性。另外，為了使包裝材料耐微波所引起的高溫（尤其對油脂含量高的食品），也有蒸著矽的包裝材料，或添加碳酸鈉的耐溫塑膠推出。

　　在便利商店所出售的便當都是微波食品，很多學生上班族都是其擁護者。不過微波食品發展的最大瓶頸是，包裝材料所佔成本較殺菌軟袋或鋁箔等為貴，站在消費者的立場，花這樣的錢購買回來的食品，是否值得，其品質是否滿意，都是問題。

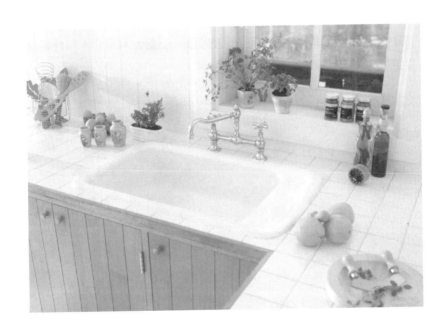

微波爐安全性頗高

很多人對於具有放射性的物質抱持著戒心，因此認為微波爐有害人體。

如前述，微波爐與放射線不同，微波也被應用於醫療，例如在肌肉痠痛處由微波加熱來減輕痛苦；也應用於治療癌症，以微波破壞比正常細胞較不耐熱的癌細胞。

現代的微波爐在設計上都有顧慮到安全的問題，例如在使用中開門會自動關上開關，隙縫也不得有微波洩漏出來。萬一微波漏出，而射到身體就有熱感，唯特別要注意的是，我們的瞳孔不具神經，若太靠近微波爐觀看，萬一有微波漏出時，瞳孔會被加熱損傷也不會有知覺。

不過微波畢竟不同於放射線，食品受到微波加熱後，也不至於發生對人體有害的成分變化，消費者大可放心使用。

微波爐對傳統烹飪法給與革命性的改變，這也是將來頗有發展性的家電用品，希望大家對它有正確的認識，好好地利用它，以便能享受更敏捷、更乾淨、更健康的飲食生活。

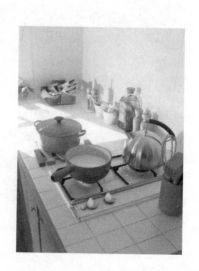

10. 榴槤

在進口水果中，最具特色的是榴槤了。

這個東南亞特產的水果，真不愧為醜（臭）果，或珍果，大小有足球大，重量達二至三公斤，果實表面佈滿了強硬角錐狀刺，有如惡魔面貌，又帶有獨特的異臭，對第一次接觸的人來說，實在難有好感。

果中魔王

據記載，在古時候大航海時代，橫渡亞洲的歐洲冒險航海家都異口同聲地叫它為『水果的魔王』，因此就有了魔王的異名，並與山竹（被稱為果中的女王），並駕齊驅，揚名於全世界。

榴槤樹屬於木棉科，為多年生常綠喬木植物。原產地在印度馬來西亞地區，現在也只有這個地區才能繁殖的奇特植物。其英文名為『杜利安（Durian）』，『杜利』的馬來語是刺，『安』是水果的意思。果樹可達二十五至三十公尺，樹苗至開花結實約需九年的時間，結果數會隨著種植的時間而增加，三十至五十年的大樹，每株可結實兩百至四百

個。當果實成熟後就會自然掉落，如果在成熟期走在樹下，萬一被掉落的榴槤砸到頭，可是會鬧出人命的。

濃厚的甜蜜臭味

榴槤的外殼帶有五條線，裡面分為分瓣，果肉呈淡黃色乳酪（butter）狀，像蜂蜜與乾酪混合物，有濃厚甜蜜臭味。

榴槤在英語又稱為『麝香貓水果（Civet cat fruit）』。麝香因為其香氣被極端濃縮，所以就有強烈的惡臭，不過將其稀釋後，就可被當作高貴香水的原料利用。然而榴槤的臭氣也頗似麝香，當第二次接觸時，很多人反而會成為其臭味魅力的俘虜，喜歡上它。

因為榴槤具有異常的美臭，所以在東南亞當地也不准旅客將其帶進觀光飯店或客機內。

筆者也曾經在菲律賓旅行時，在路旁購買一顆放進自用客車行李箱內，擬帶回欣賞。沒想到整車充滿了這美臭，熏得全車人都受不了，只好放棄享受冷氣，將車窗全部打開才能繼續前進，更可怕的是，攜回華僑友人的豪華公寓後，十幾層大樓竟然也到處都可聞到這美臭。

榴槤怎麼吃？

榴槤外表呈黃褐色，果皮甚厚，去掉外殼，裡面分為五瓣。選購時以果實大，果皮深咖啡色，已完全成熟，味道濃厚者為上品。

果實成熟後底部會裂開，伸入菜刀剖開，然後將五瓣果肉分開來食用。果肉各瓣都含有深褐色種子，種子周圍有奶油色果肉，具有乳酪般的組織，味道如天然的奶油乾酪（cream cheese）。

一般果肉大都生食，不過在當地有將果肉放在缸或竹筒中做為鹽漬物食用。爪哇人以果肉做為調味醬（sauce）澆在米飯上食用，又

與食鹽、青蔥、食醋做為波達或連波克等各種料理用；在蘇門答臘等地則將果肉放在土製容器中發酵後做成天波雅料理利用。

另外也有將它加工做成如羊羹或軟糖等甜點。未熟果即可做為蔬菜來利用。種子可燙熟而像薯類一樣食用，或放在熱灰中烤熟後食用。種子的另一種利用法是將其切成薄片後，以香辛料醃了以後再油炸做為配菜，或拌砂糖做為甜點。

不宜配酒食用

據說，榴槤為熱性食物，具有強精的功用，吃太多可能會影響身體狀況，尤其是與酒一起食用，更會火上加油，所以不宜配酒食用。當地更傳說，連野生老虎也喜歡吃榴槤。

相反地，山竹是屬於涼性食物，因此當地人吃多了榴槤以後，就要吃山竹來鎮壓其熱性。

榴槤的營養成分是水分五十五‧五％，蛋白質二‧三一％，醣質一三‧五％，灰分（礦物質）二‧二四％，其他尚含有維生素C、磷、鈣等。

榴槤也被當成藥用，果皮可做為皮膚病的外用藥，也可將其燃燒做為驅蚊劑利用。

即便是在東南亞當地，榴槤的價格也不便宜，窮人是吃不起的，因此有當掉衣服也來吃榴槤的說法，可見這是很昂貴且珍貴的水果呢？

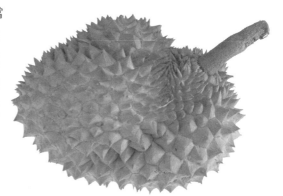

PART ③

66個超實用
飲食小常識

宿醉怎麼對付？喝茶會變黑？
番茄到底是蔬菜還是水果？
答案通通在裡面！

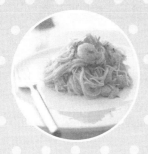
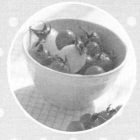
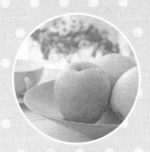

01. 半熟蛋容易消化嗎？

半熟蛋停在胃內時間短

我們經常會聽到『半熟蛋比全熟蛋容易消化』的說法。據實驗，的確，半熟蛋停在胃內的時間比較短。但是停在胃內的時間短，並不就代表容易消化。

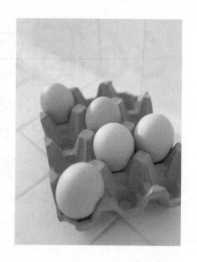

蛋成分中的蛋白質、脂肪，大都在腸內被消化吸收，所以在胃內停留稍微長一點的時間也不成問題才對，不過煮得太硬的滷蛋（如淡水的鐵蛋），停留在胃內的時間會比較長，對於病人或小孩，亦即需要攝取容易消化的人就不適合了。

民間也有傳說，蛋黃的顏色愈濃，營養價值愈高。蛋黃的黃色是由芸香素（rutin）與玉米黃素（zeaxanthin）所致，這都是類胡蘿蔔素（carotene）的一種，南瓜等蔬菜的胡蘿蔔素（carotene），都會在體內轉變為維生素 A。類胡蘿蔔是一群廣泛存於動植物內，其構造與胡蘿蔔素有關聯，部分的這種色素在體內可轉變為維生素 A。

雖然如此，『煮蛋』卻很難做到半熟蛋。常常都會太生或太硬，很難煮得恰恰好。這是因為蛋黃與蛋白的凝固溫度不同，而煮蛋的時間，溫度會影響的緣故。

煮蛋時間的控制

　　一般說來，水煮沸後三分鐘蛋白就會凝固，但蛋黃還是保持生的狀態。煮沸五分鐘，蛋黃就會半熟，十二至十三分鐘就會變硬。如果想保持蛋黃與蛋白都半熟的狀態，就要將蛋浸在攝氏七十至七十五度的熱水中，十五分鐘即可。但從冰箱剛拿出來的蛋，就要煮稍微久一點，即多煮二至三分鐘。

　　蛋常被稱為『完全食品』。『蛋白價（protein score）』標示蛋白質營養價的標準值，我們都以蛋做為標準，將蛋的蛋白價定為一○○，然後與其他食品做比較。

蛋的營養價值高

　　蛋的營養分，熱量較米飯高，脂肪可跟鰻魚比美，鐵分則較菠菜多；其他的蛋白質、鈣等含量也很豐富；維生素 A 、 B_1 、 B_2 含量也很高。其中較為不足的是維生素 C ，因為維生素 C 要等小雞孵出來，開始活動才需要，在殼內孵化中間並不需要。

　　蛋的營養價值高，實在沒有理由不吃它。雖然曾經有段時間，有蛋類的膽固醇會造成動脈硬化的說法，不過現在已被否定了，因此除非你是天天大魚大肉，否則大可不必避開它。

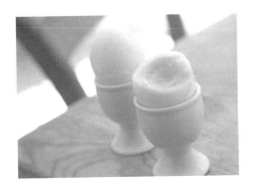

02. 喝茶會使皮膚變黑嗎？

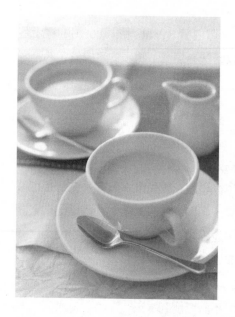

　　所謂茶，其範圍愈來愈廣。例如綠茶、烏龍茶、紅茶等，都被稱為茶飲料，其他像是苦茶、青草茶、馬帝茶等健康茶也可以納入，其種類之多真是不勝枚舉。

　　我們常說，到寒舍來奉茶；上班族在辦公室或開會時也有Tea Time，但漸漸這些時候所供應的都不是茶，變成咖啡了。或許是因為茶太普遍，融入我們的生活中了，因此待客或開會時，反而都不供應茶。另一方面，雖然茶藝館普遍，但是很多人還是喜歡到咖啡廳去喝咖啡。

消除疲勞的最佳飲料

　　很多人誤以為『喝茶會使皮膚變黑』，尤其以女性為多。其實，茶不但不會使皮膚變黑，而且茶中的單寧還具有解毒的作用，更可去除頭腦疲勞，可說是消除疲勞的最佳飲料。

傳說中，神農氏在嚐百草時，常常會中毒，他就是以茶來解毒的。原來茶不是嗜好飲料，而是被當作解毒藥，或是強壯劑來飲用，含在茶中的咖啡因則具有強心作用。至於在白領階級中，做為茶的代名詞的咖啡，當初在阿拉伯世界裡也是被當成藥飲來飲用的。

咖啡因的影響

有些人在睡覺前，喝了茶或咖啡就睡不著，這是因為它所含的咖啡因有興奮作用的緣故。尤其是小孩子，要避免飲用含有咖啡因的茶與咖啡；可樂也是含有咖啡因的飲料，因此也不適合小孩大量飲用。

有人常說『我咖啡中毒了』，其實這只是一種形容喜愛咖啡的說法而已。因為咖啡因不是麻醉藥，並不具有禁斷症狀，因此不會有咖啡中毒的問題。

另外，咖啡與茶都含有單寧，具有收斂作用，以及防止下痢的功用。喝一、兩杯並無妨，只是這種嗜好飲料並不宜飲用太多。收斂作用的名詞，聽起來好像很難了解，其實這是指促使胃腸的表面收縮，抑制胃液或腸液分泌，減低胃腸內食物的吸收。因此，食慾也會暫時被抑制，所以有利於節食。

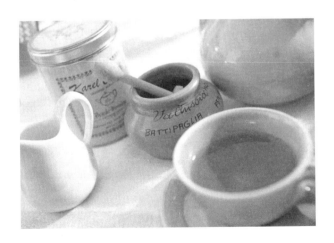

03. 糖尿病者可以飲用威士忌嗎？

　　以往在餐館會聽到『因為有糖尿病的症狀，所以改喝威士忌』的說法，其實這已成為過去式了。

　　在三、四十年前，糖尿病患者的飲食都是『不能吃這個，不能吃那個』，對於酒類也認為紹興酒、清酒、啤酒、葡萄酒等釀造酒都含有糖分，所以不能飲用，而威士忌、燒酒、晶酒、伏特加酒、高粱酒、米酒就可以喝。

糖尿病者應控制體重

　　然而最近的糖尿病學卻以維持理想體重為最重要，若說要限制醣質，不如說要限制一天的總攝取熱量。以熱量的觀點來說，哪一種酒類其實都一樣，並沒有紹興酒就不好，而威士忌就可以喝的道理。

　　因此，酒類不關有無醣質，而是要視為一天所攝取熱量的一部

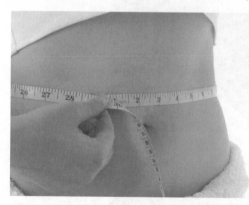

分。一小碗米飯含有一六十大卡熱量，如換作紹興酒等於一七○毫升，啤酒中瓶一瓶，威士忌小杯兩杯（約六十毫升）。因此喝了一瓶中瓶的啤酒，就要少吃一碗飯。

輕微的糖尿病，有時只要減輕體重即可。對病情穩定的病人來說，肥胖就是元兇了，患者只要以身高減一○五的數字，做為體重的目標來調整就可以了。

尿中含糖不代表有糖尿病

　　常常聽到有人為了尿中含糖，就懷疑是否患了糖尿病，而煩惱不已。其實尿中的糖分會因為暫時性暴飲暴食而有增加的現象，尿中出現糖分，的確是糖尿病的一個條件，但相反卻不一定會成立。

　　要決定是否患有糖尿病，必須要驗血，檢查血糖值才能確定。

　　『糖尿病』因為其名稱的緣故，一般人都只會注意尿中的糖分，其實糖尿病是血糖增加的疾病，而尿糖只是其出現的結果而已。

　　在健康檢查時，被告知尿中有糖，就有人會停止吃甜的食品，甚至不吃米飯。雖然這樣可能尿中就沒有糖分了，但卻並不表示糖尿病治癒了。總而言之，糖尿病是一項很容易引起誤會的疾病，最好請教專業醫師給予正確的資訊，毋需自己太過緊張。

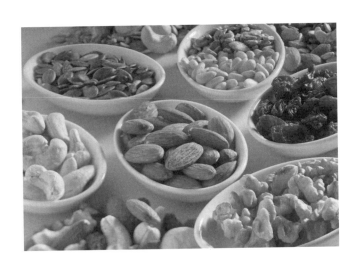

04. 喝混酒會宿醉嗎？

喜歡喝酒的人不會單單喝一場就罷休。在餐廳先喝啤酒，再改喝紹興，然後轉移陣地，到酒吧去喝白蘭地或威士忌，結果是宿醉，第二天頭痛得不能上班。這時候大多數的人會想，一定是昨晚喝了混酒，而有所謂的chan pon，就是宿醉的原因了。

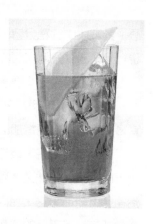

又，有人常說，如果只喝一種酒，不管喝多少都絕不會宿醉。其實，這種說法是毫無根據的。

假如將紹興酒、啤酒、威士忌的三種酒混合，究其成分，主要還是酒精。雖然原料、製造法不同，味道、香氣有差異，但除了酒精以外，其他並沒有麻痺大腦的成分。

飲酒過量引起宿醉

所謂的chan pon是漸漸地追加酒精量而已。chan pon飲法，或喝第二場、第三場，常常會因為改變氣氛，所以會喝過頭。如果你說，因為chan pon才宿醉，那請再回想一下昨晚飲酒的過程，一定會得到飲酒過多的結論。

主要是一會兒喝啤酒，又改喝紹興酒，又轉為威士忌，這樣是很

難估計自己的酒量，而喝過量了。喝過量表示酒精成分會一直殘留體內，直到第二天還沒有從酒醉醒過來，頭暈、想吐、精神不好，而顯出宿醉的症狀。

喝酒微醉最好

有人說『花要半開，酒要微醉』，喝酒要以稍微醉的時候最好。不過要喝到微醉，酒量因人而異，但是要欣賞好酒，剛開始一小時，紹興可喝約三、四十毫升，啤酒一瓶半，威士忌加水三至四杯就要停止了，以後要繼續喝酒就要看自己的肝臟，酒精分解能力來決定了。

肝臟將酒精分解為水與二氧化碳的能力因人而異，但普通是以一小時紹興酒六十毫升，啤酒三分之一瓶，威士忌single三分之二杯（約二十毫升）為限度。

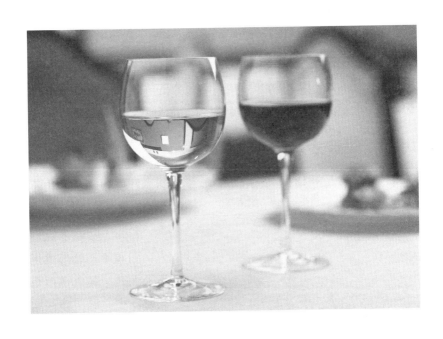

05. 狼吞虎嚥容易胖

　　從前在軍隊裡，士兵都以迅速吃完飯為傲。這是他們認為在短時間內用完膳，便可以隨時準備迎敵之故。不過從醫學的觀點來看，這真是一種百害而無一益的作法。

　　當我們在吃東西時，食物會停留於胃內，然後少量地再送至腸內。由於從胃出去的速度較緩慢，所以隨著用膳的時間經過，停留在胃內的食物會愈來愈多。之後，因為胃內充滿的消息會經由副交感神經之一的迷走神經傳至腦部，然後我們就會感覺自己已經吃飽了。

吃得愈快愈不會感覺吃飽

　　不知讀者是否曾感覺到，吃得愈快，就愈快感覺吃飽了。實際上，吃的量與速度，並沒有什麼關聯。但奇怪的是，切除胃部，或切斷迷走神經的人，也會感覺吃飽，所以另外的解釋是，當食物被消化吸收後，血糖會增加，胰臟分泌胰島素，而這時候腦部的吃飽中樞便

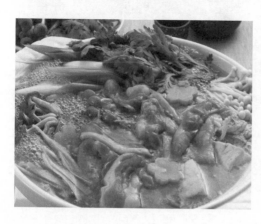

有所感覺，這種說法可以從葡萄糖的點滴注射後，雖然不吃東西也不覺得肚子餓來證明。

　　因此，吃飯太快的人，血液中的糖分還來不及上升，就是還沒有感覺吃飽之前，便已經

吃下了相當量的食物，所以吃得快的人會比慢慢吃的人要容易長胖，
便是這個緣故了。

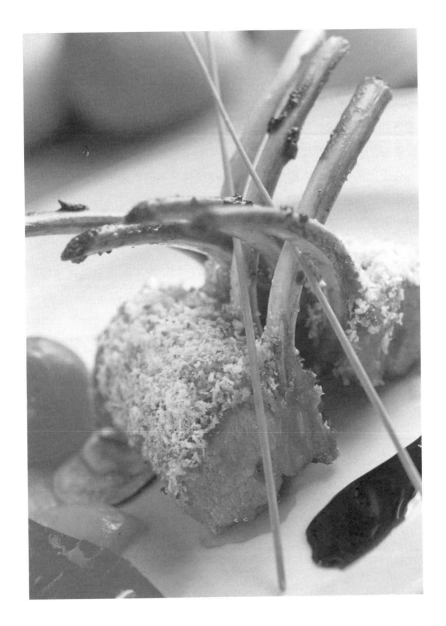

06. 碗底厚而重心低可增進食慾

膳食的好吃與否與食器影響很大。食器中最常用的飯碗就是一個很好的例子。雖然我們在使用時，未曾刻意去注意，但它的重量卻有很敏感的影響。如果是小型的飯碗，要碗底厚而拿起來有重量感，重心在下面的較好。這種飯碗比較有安定感，不但可增進食慾，也會覺得碗裡的米飯特別好吃。

不只是飯碗，喝湯的碗也有同樣的情形。釉的塗法，接觸到嘴唇時有微溫的感覺等，都會使菜湯感覺更好喝。

不過如果是使用塑膠、鋁，或不鏽鋼碗，就不能得到這種感覺。這是因為熱傳導太激烈，或相反地不會傳熱的緣故。

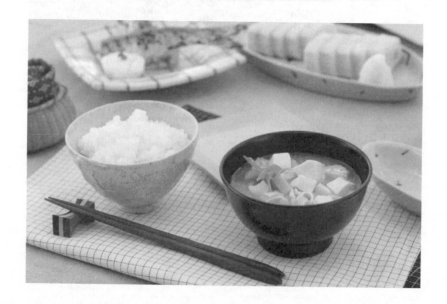

07. 酸味可以緩和精神壓迫

　　小孩第一次吃酸的東西時，會本能地拒絕而吐出來，不過很有趣的是，酸味有給與爽快感，並且緩和精神壓迫的效果。食慾不好，吃了酸的東西，可以恢復味覺；家庭主婦烹製糖醋魚等菜餚，也可促進家人的食慾。

孕婦愛吃酸味食品

　　大家都知道懷孕的婦女，大多會害喜而喜歡吃帶酸味的食品，而這是身體受到精神壓迫的關係。懷孕表示身體內有異物存在，所以身體會有拒絕的反應，產生精神壓迫，為了緩和精神壓迫，就喜歡吃酸味強的食物。

　　在日本常常看到要上舞台的表演者，或長跑選手，在口中含一片檸檬，這也是想以檸檬的酸味來緩和強烈精神壓迫的方法之一。在我們緊張的時候，對酸味的感覺會變得很遲頓。所以有心事時，常會說食無滋味是真的，因為的確會失去判別味道的能力。

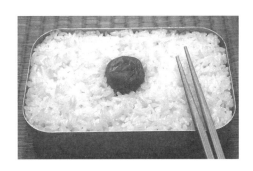

08. 營養豐富的芋頭、甘薯、馬鈴薯

具有穀類與蔬菜的特性

芋頭、甘薯、馬鈴薯是女性與小孩子最喜歡的食物。

營養上來看，它們具有穀類與蔬菜的特性，主要成分為碳水化合物，而且幾乎都是澱粉，可成為熱量的來源。

尤其是馬鈴薯的糖分含量很低，味道清淡，連續食用也不會吃膩，所以被當作主食，像是在蘇聯或東歐國家，就都以黑麵包與馬鈴薯為主食。

台灣在第二次世界大戰時，因為糧食缺乏，也曾以甘薯做為代用食米。不過因為甘薯的水分含量甚高，雖然可以填飽肚子，但因為蛋白質含量低，所以肚子很快就覺得餓了，是做為主食時，美中不足的地方。

富含維生素C和鉀

與蔬菜類似的一點是，這三種食物都含有大量的維生素C，可做為維生素的重要供給來源。

此外，鉀含量頗多，這一點也與蔬菜類似。例如，一○○克中，馬鈴薯就含有四百五十毫克的鉀，甘薯則有四百六十毫克。由於鉀具有利尿的作用，會跟著水將鹽分排出體外，沾著鹽來吃是非常合邏輯的。

【你可以吃得更健康】You Are What You Eat

09. 怎麼煮才能維持蝦的美味？

　　蝦與蟹是多數人喜愛的海鮮，除了炒蝦仁外，常常會以蒸或燙的方式來烹飪。

　　燙、煮蝦蟹時要注意水溫，由於螃蟹的肉或內臟，含有分解蛋白質的強烈酵素，這種酵素在攝氏三十到五十五度時分解作用最強。因此將蝦、蟹從冷水開始煮，酵素會消化其肉，煮出來的肉會消瘦些，抽出物會流出，味道也比較差。

熱鹽水煮蝦蟹

　　因此，在燙蝦、蟹時，先將百分之二至三的鹽水煮沸，再把螃蟹或蝦放進去，迅速燙好才是上策。這樣不但可使酵素停止作用，蛋白質也會很快地凝固，味道不流失，可享受肉質緊的美味食物。

　　有些人吃了蝦蟹等海鮮會有過敏現象，這是因為海鮮中所含的一種胺基酸，其組織胺酸被分解，而生成組織胺，引起中毒。不新鮮的海鮮，在酵素作用下，鮮度容易降低，更會引起中毒。

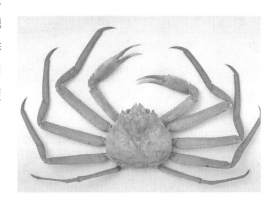

10. 不能只吃水果來減肥

在描寫青春生活的電影中，常可見一些人因趕著上課上班，而帶著一顆蘋果，在路上或車上邊走邊啃的場面。在國外尚有古諺『早餐的蘋果是金，午餐的蘋果是銀，晚餐的蘋果是銅。』的說法，因此大家對蘋果含有豐富的營養素，有益美容與健康的印象深刻。

也有很多人為了節食，午餐只吃水果，而不吃其他食品，更有信奉宗教的人終年只吃水果的例子。

水果的熱量低，蛋白質也低

事實上，過分評價水果是很危險的事情。因為水果的水分含量很高，但相對地熱量並不高，蛋白質含量也低。在水果裡含有豐富的維生素類及礦物質的，其實除了蜜柑、桔子類以外，平均都比淡色蔬菜少，所以更不必說綠黃蔬菜了。尤其蘋果的維生素C含量在一〇〇克中也僅有三毫克，只有大白菜的三分之一而已。因此，要以水果替代蔬菜是不值得推薦的一件事。

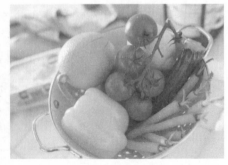

如此說來，好像吃水果都沒有什麼好處了，話不是這麼說，重要的是怎樣吃。水果同蔬菜都含有豐富的纖維或鉀，其他如桔子類、草

莓、柿子、葡萄柚、芭樂等都含有多量維生素C。因此,水果可以多吃,但不能將它神聖化,而只吃水果。

雖然說,如果漂流至無人島時,只要有水果就可生存,但若迷信水果為健康、美容食品,那就不太妥當了。

吃大量的水果是無法減肥的

有一位四十歲的女性,身高一五十公分,體重八十公斤,患有高血壓,她很明顯的是太胖了。

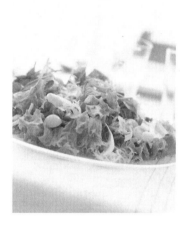

醫師建議她,極端的減肥會有危險,所以不要勉強,要緩慢地減肥二十公斤,但不能只靠藥物。

她老早就想減肥了,所以聽到醫師的建議後,即時開始行動。但經過一星期後,就跑去看醫師。

她說:『從前我都要吃兩碗飯,現在改吃半碗,但是大量食用有豐富維生素C的水果。』

她的減肥成功了嗎?答案是否定的。

水果的確含有豐富的維生素,但有些甜度高的水果,如香蕉、蘋果等其糖分和熱量卻也很高。

食用前先計算熱量

將水果與飯的熱量來做比較。

米飯一○○克(一小碗)約為一百四十八卡,相對於一○○克水果,香蕉有八十七大卡,柿子六十大卡,鳳梨五十八大卡,葡萄五十

大卡，蜜柑四十四大卡，甜瓜四十三大卡。

　　換句話說，少吃一碗米飯，吃一根香蕉，就在熱量上扯平了。

　　因此，如果想用多吃水果的方法來減肥，在吃之前可得對其所含的熱量好好地計算一番哦！

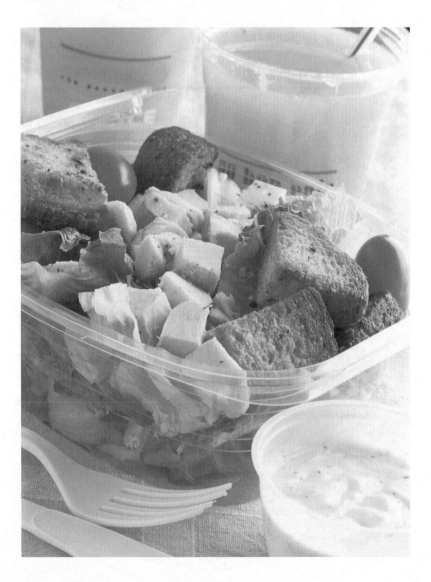

11. 多吃海苔好處多

談到海苔、很多人都會想到罐裝、袋裝的調味海苔，如果有人贈送大張的乾海苔，就不知道怎樣烘烤。這種大張海苔並沒有經過調味，常會在日本料理店以『手捲』的菜餚出現，也有人拿來做成海苔湯。

烤海苔不能單張兩面烤

海苔的正確烤法是，將兩張疊起來一起在火上烤。等一面烤成漂亮的綠色以後，兩張一起反過來烘烤。這樣的烤法可使受熱揮發的水分或香氣，被重疊的另一張海苔所吸收，美味成分就不會跑掉。如將單張海苔兩面烤，就會碎掉，且香氣也會流失。

單張烘烤時容易碎掉的原因是，蛋白質變性發生收縮的關係，實際上它的蛋白質含量相當多，它的蛋白質含量高至四成左右，這含量要比肉類或魚類為高。蛋白價是表示蛋白質品質的一種指標，海苔為五十九，所以其品質還算不錯（以雞蛋為一○○所計算，通常以雞蛋為最高）。

多吃海苔有利高血壓和抗潰瘍

海苔屬於海藻的一種，所以礦物質含量很豐富，如鈣、鉀、鐵、鎂等含量均多，但食鹽卻很少。如果不沾醬油，這是對高血壓有利的

食品。

　　維生素也頗多。維生素A含量與鰻魚內臟差不多，維生素B_1為西式火腿的兩倍，維生素B_2為雞蛋的七倍，維生素C比檸檬還要多；另外還含有一種抗潰瘍作用的纖維。因此推薦大家多吃海苔。

　　不過，雖然海苔含有這麼豐富的營養分，不過若一次吃太多，對人體的貢獻反而有限了。

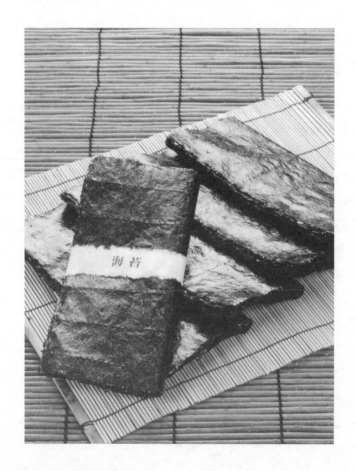

12. 烤番薯是美容健康的聖品

　　沒有一種作物是像番薯這樣對人類有貢獻，卻又被冷落的食物。在第二次世界大戰糧食缺乏的時代，它被當作代用食物，不知救了多少人命。但等到和平以後，大家反而就敬而遠之了。

多吃番薯有益身體健康

　　在日本，古代女性最喜愛的三大食物就是『番薯、章魚、南瓜』。不過最近卻因為傳說吃番薯會變胖，所以很多女生都不喜愛番薯了。不過，現在我們需要重新來認識番薯，因為番薯含有大量的維生素C、E、鉀、纖維等成分。維生素C含量與蜜柑類差不多，而且加熱時其他蔬菜的維生素C會減半，但薯類卻還可以保留百分之七十，它的維生素E、鉀也比米還要多。

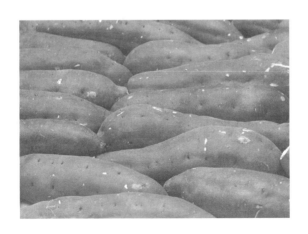

維生素 C 或 E 是防止癌症、動脈硬化所不可缺少的，鉀則對防止高血壓有效。

又，纖維對於防止便秘有用，可防止大腸癌，也有減少膽固醇吸收的功用。切開番薯時滲出的白色乳液，稱為藥喇叭甘（jalapin）的樹脂，也對排便很有幫助。

所以說番薯真的是對防止成人病有益，對美容也很有幫助的食物。當然從個別的營養素來說，有些食物的含量比它還要多，不過番薯可一次食用多量的特性，絕對是大家可多吃一些的保證。

連皮一起吃更好

雖說番薯對成人病、美容有益，但是它的糖分含量也相當高。如果你是已攝取足夠的三餐，然後再多吃好幾個烤番薯，當然就免不了會長胖。若做為點心，則以一天一個為宜，且以減少飯量或其他甜品來吃番薯的方法較為合適。

此外，番薯的皮含有大量纖維，建議最好是以洗淨不削皮的方式來烹飪，這樣維生素 C 的損失也會比較少，連皮吃對健康更有益。

13. 裝飾蔬菜價值高

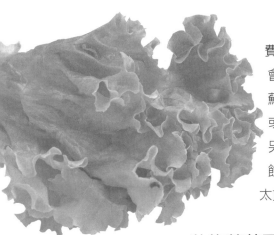

剩下菜餚是不禮貌而且浪費的，話雖如此，仍有很多人會將附在生魚片的蘿蔔絲、紫蘇葉，或西餐菜餚的洋芫荽，或中國菜的香菜等留下不吃。另外也有些人認為如將這些裝飾蔬菜都吃下的話，會被認為太貪吃了。

裝飾蔬菜不吃可惜

當然這些裝飾蔬菜，確實是為了裝飾、配色而附上的，不過將其吃下又有什麼效果呢？

紫蘇葉帶有特別的香氣，這成分稱為紫蘇醛（shisoaldehyde），具有刺激嗅覺神經、促進胃液分泌的功用。而且，紫蘇在蔬菜中，是維生素 C 含量最高的，同時也含有大量的其他維生素及礦物質。雖然附在主菜上的量不多，但將它留下來未免暴殄天物了。

洋芫荽所含的維生素、礦物質也可與紫蘇比美。如果與同量的萵苣比較，它的維生素 A 、 B₁ 、 B₂ 、鈣、鐵質等為其四至五倍，至於維生素 C 甚至高至十五倍了，而它的香氣類似水芹（water dropowort）的臭氣，促進食慾的作用則與紫蘇相同。

生魚片加蘿蔔可防癌

　　至於蘿蔔，它的營養成分根本無法與同量的紫蘇葉比較，維生素A含量為零。雖然含有澱粉酶，可幫助消化，但與魚貝類毫無關係。

　　不過蘿蔔含有木質素（lignin）的纖維，這個成分具有防癌作用。木質素與胺基酸的一種甲硫胺酸（methionine）一起則可發揮其作用，而魚貝類，肉類則含有多量甲硫胺酸。換句話說，生魚片與蘿蔔的組合就具有防癌的功用。

　　菜餚的裝飾蔬菜多帶有主菜所沒有的味道、香氣，不過這又在營養上，意外的保持平衡。因此，雖然其量微不足道，但除非不喜歡，否則將它吃下是有益的。

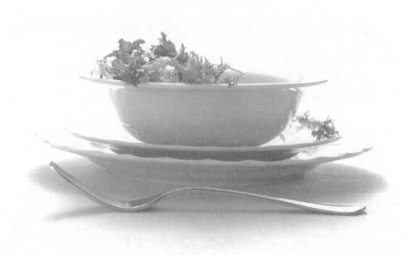

14. 啤酒肚裡裝的是什麼？

啤酒的熱量不高

　　因為有『啤酒肚』這個名詞，所以一般人都相信喝了啤酒就會長胖。但這是真的嗎？

　　『這可能是事實。』最近到德國旅行回來的某報社攝影記者先生這麼說。

　　『德國人很會喝啤酒，而且這些人都很胖。』

　　『但是啤酒本身並不含有致胖原因的物質。』這是某醫學家的回答。以下就是兩位的對答。

　　『可能是那個啤酒泡沫所引起的。當你敲打啤酒肚的時候，可以聽到很好聽的回音，是否裡面積存空氣。』

　　『不會吧。啤酒泡沫是碳酸氣，所以會在打嗝後吐出來，而不會積存在身體內。』

　　『熱量呢？啤酒是以大麥做成的，熱量應該頗高吧！』

　　『不是的，啤酒一瓶的熱量約為兩百五十卡，約為紹興酒的一半。不會只是因為啤酒的熱量，就會讓人長胖吧！』

　　『是這樣嗎？』攝影記者先生不服氣地回答。

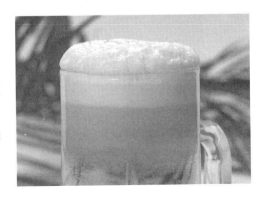

大量飲酒和多吃配酒菜才是發胖的原因

　　肥胖的原因就是熱量攝取過多，若攝取的熱量不加以消耗，就會積存在體內，而冰冷的啤酒喝起來很爽口，所以不知不覺地喝下去，將這印象與啤酒肚聯想起來，所以就認為啤酒＝啤酒肚。其他的酒類，如果大量飲用也一定會長胖。喝酒時所攝取的配酒菜，如果大量食用，也會成為長胖的原因。因此，為了健康還是以八分飽為宜。

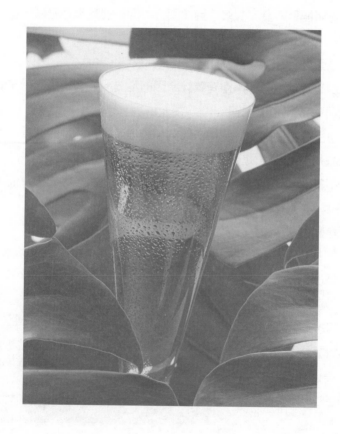

【你可以吃得更健康】You Are What You Eat

15. 不能以蒟蒻維持生命

只吃蒟蒻會導致營養失調

在日本，有一段時間流行以吃蒟蒻來減肥，尤其在女性間風行。但是，如果每餐真的都只吃蒟蒻，是會導致營養失調的。

蒟蒻的成分九十七％為水分，僅有三％的碳水化合物。然而這碳水化合物幾乎都是稱為葡甘露聚糖（glucomannan）的物質，很難在胃腸裡被消化，大都在糞便中被排泄。

換言之，這是營養價值幾乎等於零的食品。將無營養的食品當著三餐食用，人當然會消瘦，但這也是拿生命來開玩笑的減肥法。

蒟蒻可治難以啓口的『便秘症』

日本自古就有『蒟蒻會除去身體內的砂』、『除去胃內的砂』等說法。照古諺所說，原來蒟蒻是健康食品，不在胃腸所消化的蒟蒻，會對腸壁給與溫和的刺激，幫助腸道的蠕動運動。又吸著腸內未消化物，將其帶進大腸內，所以有整腸作用，而這吸著作用也會有降低膽固醇的功用。

將吃蒟蒻做為減肥的手段，應適可而止，不過若是用在解決便秘上，這倒是非常有效的方法。

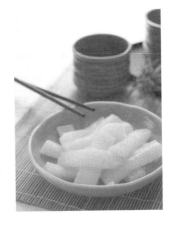

16. 吃蒜頭會增加精力嗎？

很多人相信蒜頭對增加性能力有幫助。這幾年，蒜頭精在消費市場上也一直佔有一席之地。

在埃及的金字塔中，被發現刻在牆上的象形文字記載了『為了保持奴隸的體力，所以給與蒜頭食用』，可見從太古時代，蒜頭就被相信會賦予身體活力。

而佛教裡，除了不能食用肉類以外，蒜頭、蔥、韭、蕎頭、洋蔥也是被禁止食用的，這或許是與吃了這些食物會刺激身體，產生邪念有關吧！

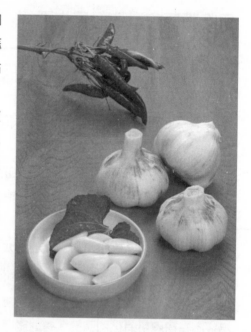

蒜頭可減少維生素 B$_1$的排出

蒜頭含有所謂蒜素原（alliin）的成分，然而這種成分會由蒜素原？（alliinase）的酵素來分解成為蒜素（allicin）。蒜素會與維生素B$_1$（thiamin）結合成為allithiamine。這種成分不易溶解於水，

減少B$_1$由尿排出。

　　換句話說，蒜頭對人體有益的背景是，它有幫助B$_1$的作用的緣故，更者這種allithiamine被明瞭比維生素B1對人體的效果更大。

蒜頭可增加性能力

　　但千萬不要誤會維生素 B$_1$對性能力有效。例如治療陽痿（impotence）的病人時，雖然長期間讓其服用維生素 B$_1$，也很難能收到本人會滿意的效果。因此關於性慾的問題，在精神（情緒）的影響方面也不可忽視。

　　雖然是吃了營養價值頗高的蒜頭，但我們的腦袋並沒有那麼單純，會立即性慾旺盛。消除疲勞，補給營養，排除精神壓迫（stress）等，全盤性的對策才是增強性能力的辦法。

　　只不過，若相信蒜頭有助於性慾，對於精神上暗示的影響也一定很大。只不過要特別注意的是不可吃得過多，像筆者有一友人，因為認為蒜頭有利健康而拼命吃，結果反而導致雙眼變模糊了。

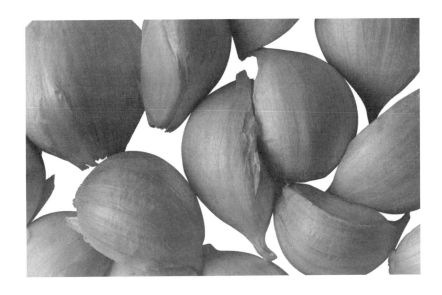

17. 為什麼會引起腳氣病？

不當的飲食生活會引起腳氣病

從三十多年前開始，腳氣病就不再是可怕的疾病了。

然而，根據日本的調查，最近，尤其是年輕單身貴族，患有類似腳氣病症狀的人急速增加（作者註：在台灣的情形如何則不得而知。），其症狀是身體懶散，手腳不能用力，肩膀痠、腰痛、手腳麻痺，簡直像老人。醫師稱之為『腳氣樣症候群』，而其原因可能就在於不當的飲食生活。

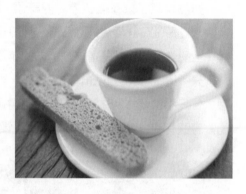

日本是富裕的國家，很多人會懷疑真是這樣嗎？不過，事實上，單身貴族的膳食內容，確實比預想中的還要差，尤其是不善於攝取平衡的飲食。

速食食品、清涼飲料、偏食、喜愛咖啡，這樣的飲食，大家一定會想像到其結果吧。

過著這樣的飲食生活，當然會在不知不覺中引起維生素B_1的不足。其實只要每天攝取一毫克的維生素B_1，就不會引起腳氣病，不過以現在年輕人的飲食生活來說，能否攝取到足量的維生素卻非常值得懷疑。

喜吃甜食者需補充維生素B_1

　　另外要注意的是嗜吃甜食的人。糖分在體內燃燒變成熱量時，需要消耗多量的維生素B_1，因此喜歡甜食的人，必須同時考慮補充B_1。

　　維生素B_1含量多的食品很多，例如：豬肉、雞肉、花生、豆芽、蘆筍、青辣椒、毛豆等。外食機會多，或過著單身生活的人，一定要考慮隨著其他食品，攝取上述的食品。

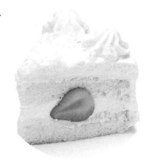

腳氣病有那些症狀？

　　那麼到底腳氣病的症狀有哪些呢？

　　　　1. 容易感覺腳部疲倦，不喜歡走路。

　　　　2. 手腳末端麻痺。

　　　　3. 膝蓋關節會抖動，不能運動。

　　　　4. 手腳指頭有不適的感覺。

　　　　5. 臉或腳部有水腫。

　　　　6. 感覺心臟不好，有動悸。

　　如果你有了這些症狀，卻還置之不理，恐怕會有神經或筋肉被損害的問題，因此，若發現有以上的症狀時，一定要趕快改善自己的飲食生活才行。

18. 鈣不足會導致暴行

加工食品導致鈣的流失

現代人的飲食生活很容易引起鈣的不足。曾經在我們餐桌上常見的小魚乾，現在也幾乎都看不到了，反而是會掠奪體內鈣質的香腸、魚漿製品、火腿、速食麵等加工食品愈來愈多。為了使這些加工食品具有咬感，更為了改善其色澤，這類的加工食品大多會添加磷酸鹽，而磷酸鹽卻會將體內的鈣，當作夥伴排泄體外，造成體內的鈣質不斷流失。

鈣不足讓人變得暴躁

有位媽媽帶著唸中學的兒子去看醫師，原因是兒子在家裡吵鬧，自己跌倒而扭傷手臂，他原來是很溫順的小孩，怎知自從進入中學以後，便沈不住氣，變得暴躁異常。

經詢問後，發現這些孩子的飲食生活，幾乎都缺少鈣或維生素。當然這並不能全部怪罪於鈣不足，但有些營養學者卻指出，這便是暴行的重要因素。很多犯案的人，其飲食也都不平衡，且缺少鈣。

如果血液中的鈣離子減少，即神經細胞的作用會變得敏感，易怒、暴躁。原因大都是在外面攝取太多點心，而晚餐吃不下所犯的毛病為多。

人類是靠食物來維持生命的，當然食物也會影響精神狀態。關於這一點，世界上的媽媽都要加以認清才對。

19. 南瓜吃太多會變成黃色人種嗎？

● ● ● ● ● ● ● ● ● ●

　　有位醫生告訴朋友：『南瓜吃得太多，皮膚會被染成黃色。』沒想到這位朋友竟然反問：『虧你還是醫師，還相信這樣不值一提的迷信。』

胡蘿蔔素沉澱，造成膚色變黃

　　這不是開玩笑，是千真萬確的事實，不限於南瓜、木瓜、芒果、柑桔類等，吃過量則皮膚的顏色都會呈黃色。

　　在日本某電視台的節目中，曾經做過這樣的實驗，讓一星期吃了五十個橘子的女學生，與不吃橘子的學生做比較，的確發現她的皮膚會比較黃。

　　『真有點不能相信，是不是患了黃疸了？』很多人這樣說。

　　但這與黃疸不同，其實是因為南瓜、柑橘類等含有所謂胡蘿蔔素的成分，而這會沈積於皮膚的結果，對健康無礙，也不是病態，所以不必過於煩惱。

是否患黃疸，從眼睛的玻璃體辨別

　　那麼有沒有辦法辨別黃疸與因吃南瓜而皮膚變黃的方法呢？

這其實很簡單。只要看看眼睛裡的白仁（玻璃體）即可。患有黃疸時，白仁也會呈黃色，但胡蘿蔔素卻不會沈積於白仁。

　　這樣說來，或許有人會問：是否多吃西瓜、番茄等紅色水果，就皮膚會變紅了呢？不過到目前為止，這倒是沒有聽說過。

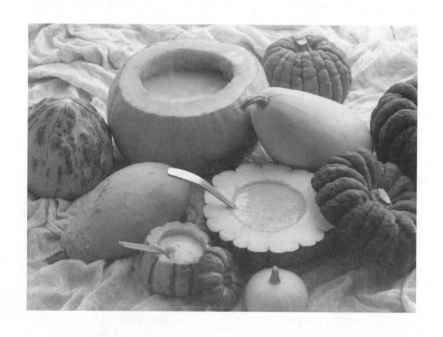

20. 如何防寒禦冷？

胖子不怕冷

　　人發胖後，動作遲頓，容易流汗，再怎樣漂亮的衣服，穿上身都不好看……，長胖好像只有壞處，想不出任何好處。但這裡卻有個特別值得一提的好處，『胖子不怕冷』。

　　脂肪的隔熱作用為皮膚的兩倍，筋肉的三倍。削瘦的人穿著厚衣，還在發抖，然而胖子卻只穿著單薄的衣服也悠哉遊哉。其實，這從科學上來說是理所當然的現象。

攝取大量脂肪可禦寒

　　北歐的冬天，寒冷無法與台灣比較，但卻可做為生活的智慧。或許是本能的要求，自然會想要攝取大量的脂肪。這是由經驗得知，如積蓄多量皮下脂肪，則勝過多穿幾件外套，對禦寒更為有效的緣故吧。北歐人攝取比我們多雙倍的脂肪，並飲用烈酒，這種酒不但所含熱量高，且可使身體發熱起來。

　　在北歐有很多魁梧的人，這或許也是對抗寒冷的結果吧！連女性也較一般女性身材魁梧，我們東方人如果不小心跟她們相衝的話，可能會不堪一衝，人都要飛出去了呢！

　　為了太胖而煩惱，並想節食的東方女人，想必會被北歐的女性嘲笑。『這哪算是胖子啊！』

21. 為什麼喝多啤酒會常跑廁所？

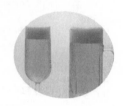

啤酒利尿

下班後，拖著疲憊的身體乾一杯啤酒，立刻宛若神仙。

想像在悶熱的夏天夜晚，在啤酒屋以毛豆為配菜，人手一大杯，大家邊談邊乾啤酒，真會叫人垂涎不已。

但是喝啤酒雖然快樂似神仙，煩惱卻也不少。首要缺點便是尿多，也因此啤酒屋的洗手間常常鬧客滿，而啤酒與小便的顏色類似，所以會有喝了馬上排泄，而很可惜的感覺。

其實，這是因為啤酒所含的酒精具有利尿的緣故。當然，威士忌、紹興酒都一樣，只不過因為啤酒含有多量水分，所以尿量也會增加罷了。

藉由排尿趕出體內的酒精

酒精進入血液後，為了要將它趕出體外，所以排尿量要增加。像啤酒水分特別多，就會將血液沖淡，而為了要恢復血液的濃度，所以便以排尿的方式，將多餘的水分排出。

並不是將飲用的啤酒直接轉變為尿，而是在體內經過重重層層的循環，變化後再做為尿排出。因此不能說可惜，反而要對它說：『倉促的短時間服務，勞駕了！』才對。

會尿多，並不限於酒精，咖啡或紅茶也一樣有利尿的作用。如果不喜歡被人說『年紀輕輕的尿那麼多』，那就要少喝這些飲料。

22. 油炸食物可降低膽固醇？

　　在中國菜中，很多料理都需要用到大量的油，如炒菜、油炸食物等。有人認為中國菜之所以發展出這麼多炒、油炸食物的方法，就是因為中國很多地方的水質都不好，因此才會想利用炒、油炸的方法代替煮沸、燙熟、蒸熟等。

植物油含有不飽和脂肪酸

　　油炸就與植物油有密切關係。油炸可使用芝麻油、玉米油、黃豆油、紅花籽油、花生油等。如何將不同的油調和，這就顯出該餐館或家庭的特別風味了。

　　植物油含有多量油酸、亞麻油酸、次亞麻油酸等不飽和脂肪酸，而不飽和脂肪酸具有降低體內膽固醇的作用。

　　談起油脂，有些人就會怕引起膽固醇的增加，但植物油是例外。不過，這不包括椰子油、棕櫚油等含有飽和脂肪酸的油脂。在不飽和脂肪酸中，尤其是亞麻油酸對人體最重要。這不但可做為熱量源，也可做為人體細胞膜的成分。這被稱為必須脂肪酸者，成人一天要

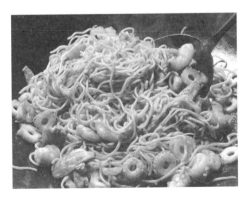

攝取四公克。不過其實從平時的正常膳食、油炸食物、沙拉醬、炒菜等就可以攝取到這些份量,不必特別再去攝取油膩的食物。

勿重複使用同一鍋油

值得注意的是,在油炸時,要使用新鮮的油脂。千萬不要為了節省而反覆使用同一鍋油。因為像亞麻油酸等不飽和脂肪酸是很容易被氧化的,而油炸油氧化後會發出惡臭,這即是亞麻油酸等氧化後形成『過氧化脂質』的緣故。以這種不好的油所油炸的食物,非但不能期待具有降低膽固醇的功用,甚至會有引起癌症的可能。

攝食過量不飽和脂肪酸,會引起老人斑

另外要提醒讀者的是,雖然不飽和脂肪酸可以降低膽固醇,但不要以為如此就可以大量攝取了。如上述,多量攝取不飽和脂肪酸,如身體無法將它消化時,就會在體內變成過氧化脂質,反而會引起老人斑,以及『自由基』等有害身體的物質呢!

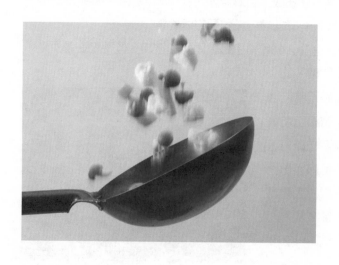

　【你可以吃得更健康】You Are What You Eat

23. 烤焦的魚含有致癌物質

　　說起烤焦，我們常會懷念附著於鍋底的鍋粑。不過有些地方卻不喜歡吃鍋粑。例如在日本，有些地方傳說『吃燒焦鍋粑，婚禮時會被狗吠』、『吃燒焦鍋粑，在婚禮時會下雨』。

　　的確，從前女孩子在出嫁之前，要好好學習不燒焦的煮飯法。魚也是一樣，常以竹棒，或鐵棒串起來烤。淡水魚與海水魚的烤法不一樣，淡水魚要從皮，海水魚要從肉烤。這些都要好好地學習，所以要出嫁的女兒也夠辛苦了。

燒焦食物含有發癌性物質

　　對於『烤焦魚會成為癌的原因』，要看其程度，普通的烤法應該沒有問題。若只將魚與肉的烤焦部分蒐集，換算人會吃的一萬倍量來餵養老鼠等動物，的確會使其引起癌症。不過以我們平常食用的量來養老鼠的話，目前並沒有發生癌症的報告。

　　然而即使燒焦的部分含有發癌性物質是事實，我們也用不著故意不去吃它，想想如果吃日本料理除去烤魚，也會變成毫無意義了。因此最重要的是不要偏食，這才是維持健康之道。

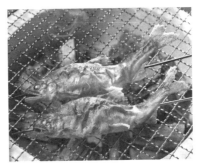

24. 如何對付宿醉？

對嗜好杯中物的人來說，宿醉是讓人很傷腦筋的症狀。

頭疼、想吐、沒食慾。尤其是酒量不好的人，常常躺在床上連頭都抬不起來。有沒有什好對策呢？有的，不喝酒就好了。但這等於白說，常常有人聽了會失望。其實如果揭穿秘密，就是在翌日前，把酒精從體內趕出去就好了。

為了達到這目的，就要把酒精迅速地轉換為熱量才是捷徑。那麼就是女人與熱水澡了。

喝酒後不宜靜坐或馬上睡覺

喝酒後，靜靜的坐在那裡，或馬上去睡覺，酒精會在被肝臟分解之前，一直停留在體內。

例如，空肚子時，我們喝了三百六十公撮（半瓶）紹興酒，那麼血液中的酒精濃度會在一至兩小時內達到最高峰，然後漸漸減少，不過必須要花五至六小時才會完全從體內消失，當然如果連續三小時，或四小時的喝下去，則酒精在體內的滯留時間會更長。

無論如何，肝臟所能處理酒精的能力，多少因

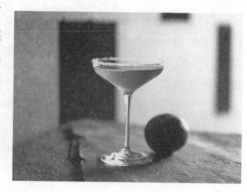

人而異，不過大致固定，對一公斤的體重，一小時為約○‧一五公克。換言之，體重六十公斤的人，只能喝紹興酒六小杯的量。

熱水澡和女人可幫助酒精燃燒

因此可以考慮的是熱水澡與女人。稍微動了身體，將超過肝臟負荷的酒精，積極地燃燒，轉變成熱量。

一次性交要消耗約五十到七十五卡熱量。紹興酒所含有的熱量為一‧一卡。簡單說明，一次的性交會消耗三小杯紹興酒的熱量，如果認為一次消耗不夠看，那麼只好多努力幾次了。

又有些人認為浸在熱水裡是消除宿醉的最佳方法，所以不妨一試。但是有心臟病，或高血壓的人，就要特別注意水溫不要太高，也要注意『腹上死』了。

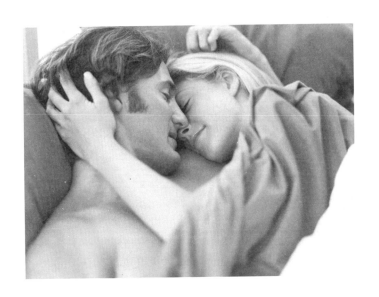

25. 吃蜂蜜不長胖

很多人，尤其是中年發胖的人都自然而然地仇視甜品，然而這些疏遠砂糖的人，卻相信吃蜂蜜就沒有關係。

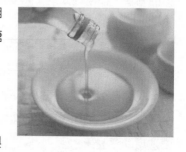

蜂蜜攝取量過多一樣會胖

蜂蜜是自然食品，含有鉀，可與鈉保持平衡，也含有防止老化的泛酸，所以被認為對健康有益無害，因而產生砂糖不可，但蜂蜜即可的錯誤想法。其實這也是因為從古代時蜂蜜就被認為有益美容，亦有強壯效果，而這種想法又給蜂蜜加上一層神秘感了。

的確，蜂蜜的熱量為一百克中只含有二百九十四大卡，比白砂糖的三百八十四大卡低。

不過，不要忘記蜂蜜裡含有二十％的水分，如果對白砂糖添加二十％的水，即其熱量三百二十八大卡，跟蜂蜜的差異就不大了。

熱量攝取過多當然會變胖，像蜂蜜這種好消化好吸收的高熱量食品，若毫無顧忌的吃，一樣也會長胖的啊！

蜂蜜具有解酒效用

蜂蜜的糖分為葡萄糖與果糖，所以可以很快被吸收，這對血液中酒精的氧化有促進作用。因此喝蜂蜜對解酒有效的原因也在於此。

26. 愛吃蛋，又怕膽固醇

蛋在營養上被稱為食品的冠軍，在物價上面也同樣是冠軍。

中年以上的人，相信都會記得孩提時代，只有在遠足、運動會、生病等特別的時候才能夠吃到煮蛋。雖然現在的雞蛋，味道已不如從前，但可以很輕易地買一盒雞蛋，還是值得慶幸的一件事。

不過有如此記憶的老年人，由於這個慾望未曾被滿足，所以到了現今仍拼命地要吃蛋，有的人還『早餐吃煎蛋，午餐吃滷蛋，晚餐吃炒蛋』，好像將蛋視為仇人似的拼命去吃它。

一顆雞蛋含有二四〇毫克的膽固醇

蛋被稱為完全食品，是營養的霸王，它所含的蛋白質，和必須胺基酸很平衡地配合起來，所以蛋白價被定為一〇〇。蛋白價是指標示蛋白質的營養價標準，牛乳為七十四，黃豆五十五，牛肉為八十，通通都無法與蛋比美。蛋中的維生素 A、B₁、B₂、E、鈣、鐵等含量也甚為豐富。

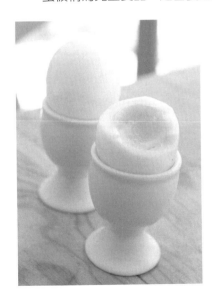

如此說來，是否可以無限制地吃蛋呢？當然是不行。因為蛋也有它的缺點，像是蛋黃就含有相當量的膽固醇。一個雞蛋含有

約二百四十毫克的膽固醇，因此有人主張到了要注意成人病的年齡後，就不宜再吃蛋了。

在日本，國立營養研究所對三十五個人做實驗，每天讓他們吃五至十個雞蛋，然後檢查其膽固醇上升情形，結果只有輕微的上升。這是由於蛋所含的脂肪中存有稱為卵磷質的物質，這個物質已被研究出來，對血中膽固醇的上升有抑制作用。

高齡者一天一顆蛋

結論是每餐吃一顆雞蛋的程度，應該不會有問題。到了高齡就一天一個，如果為膽固醇高而煩惱的人，則最好再經由血液檢查來取捨能否吃蛋較安全。

當然，不要為了從前無法隨心所欲的吃蛋，就一直吃同樣的食品，這不只是針對蛋而言，對任何食品都不是很理想的事情。

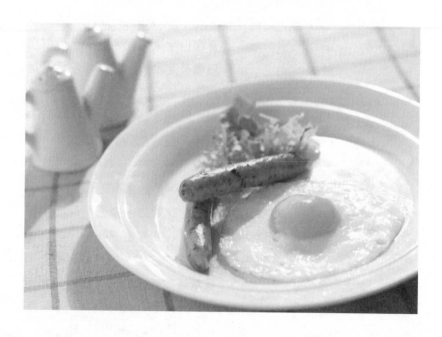

【你可以吃得更健康】You Are What You Eat

27. 如何去除黃秋葵的絨毛

在台灣現在經常可看到從國外引進的各種蔬菜，對於較罕見的外來蔬菜，很多人都不曉得怎樣烹飪，也感到很陌生。不過由於現在出國觀光的人愈來愈多，所以這種抗拒力也會比較低。

像是全身長有絨毛的黃秋葵（okra），就讓很多人不知如何處理。首先，我們在清洗時，先將黃秋葵放在砧板上，撒上食鹽後，再摩擦去除絨毛，最後再用擰乾的抹布，將黃秋葵上的絨毛全部擦掉。

簡單的去絨毛法

另外，還有個比較簡單的去絨毛法可以告訴大家。

先將黃秋葵裝於布袋或細篩網內，然後從袋子外面，用雙手使其互相摩擦。這個動作要在水龍頭沖水下進行，如此一來，不但不會刺痛你的雙手，而且可以很快地將絨毛去除哦！

最後，將黃秋葵自袋內取出，以燙、煮或炒來吃即可。

28. 過夜的茶有害身體

台灣有句俚語說：『鴨寮無過夜蚯蚓。』這是表示，對好吃的東西無法抗拒其誘惑，而不吃將其保留下來。相反地，過夜的茶不好喝，當然要喝現泡的茶，且要趁熱飲用，乃眾人所知的事實。

那麼將茶放置過夜會有什麼變化呢？

由於茶葉所含的蛋白質或脂肪會腐敗，雖只是微量，但茶也都含有這些成分。同時，茶尚含有單寧，泡茶時如果單寧溶出太多，就會影響到風味。不過，單寧也有它的功用，例如，可控制酒精的吸收。

含有多量單寧的茶、柿子，或咖啡對解酒也有利，可抑制血液中酒精濃度的上升，而這也已獲得實驗的證明。

『喝熱茶可解酒』這說法也有其科學根據呢！

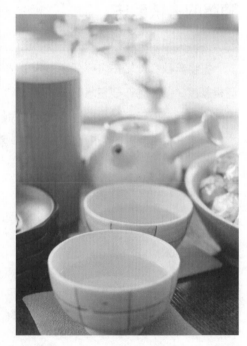

29. 蒜頭醬油怎麼做？

蒜頭醬油的做法其實很簡單，只須將蒜頭浸於醬油中即可。

首先，蒜頭要一瓣一瓣地剝皮，投入醬油瓶中，如果蒜頭瓣太大，也可以將其切為兩半再放進去。平常以五百公攝醬油加入一株（顆）蒜頭為宜，當然可依個人的嗜好來加減。浸漬經過一個月左右，蒜頭的香味就會移到醬油了。

做烤肉或煮菜時最適合使用蒜頭醬油，也可用於吃餃子、香腸、烏魚子時來沾用或澆在豆腐上；炒飯、烤肉、牛排等希望添加蒜頭味的菜餚都可以加以利用。雖然使用醬油為其目的，但浸漬過的蒜頭也可以食用，可以做喝酒時的配菜，將浸漬三個月後的蒜頭瓣切片食用最好吃。

如果醬油、蒜頭減少了，還可以補充進去。浸漬後的蒜頭，除了直接食用外，也可以切碎炒菜；另外將其做為餃子的餡或混在碎肉中做香腸也是很好的用途。

30. 馬鈴薯新燙煮法

電鍋如果只用於煮飯，那未免太不懂得善加利用了。

電鍋煮馬鈴薯，好吃又爽口

我們都知道，燙煮馬鈴薯很花費時間。現在就教你一個利用電鍋烹飪的妙方。

首先，將馬鈴薯洗乾淨，如果馬鈴薯太大，可將其切為兩半，放入電鍋的內鍋，加入約一杯水，加蓋按鈕即可。等電鍋自動關電後（同煮飯的要領），再等候保溫二十分鐘即可。如此即可以自動燙煮馬鈴薯，但切記不要一次放太多馬鈴薯，以大的兩個、內鍋中不重疊為宜。

而且以電鍋燙煮出來的馬鈴薯會比其他方法燙煮出來的更為爽口好吃，讀者不妨一試。

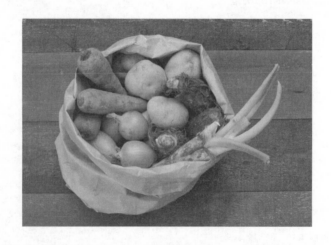

31. 菊花怎麼吃？

菊花茶大家常喝，卻很少聽到有人將菊花當菜餚吃的。不過既然可以當茶喝，自然也可以當菜吃囉！

放進冷水中再煮沸

怎樣做能使菊花好吃呢？

首先，將菊花花瓣放在盛著冷水的鍋中，然後放在火爐上加熱燙熟。讀者一定會懷疑，是否應該先將鍋中的水煮沸再放進花瓣呢？然而依日本山形縣人吃菊花的經驗，讓花瓣跟著冷水一齊煮沸，等水煮開了，即時停火，撈起來，再以冷水冷卻後，將其榨乾，移至盤上，澆些醬油、醋就可以享用了。

放入水中燙煮時，菊花瓣會浮在水面，這時最好能以筷子壓入水中，經過幾次使其沈入水中後，即不會再浮上來。

也許有些人不喜歡菊花的青臭味，但經過這樣處理後，吃起來非常棒。吃在口中，滿嘴的菊花香，尤其是燙剛好時，脆脆的咀嚼感，更使其顯得清脆好吃。

不要燙過頭

一般人會以為放在冷水中加熱燙煮，可能會燙得太爛，但其實不然。由於水在煮沸後即時停火，這就是時間調整得當的緣故。反而是

若放進沸水中燙煮，會不容易調整時間，而燙煮過頭，變得太爛。

　　菊花瓣不管是黃色、白色、紫色均可食用，如果不怕所殘留的輕微苦味，燙煮後也可以不必漂水冷卻，直接攤開冷卻即可食用。

　　有顏色的菊花都含有花青素（anthocyanin），而近年來這些色素都被視為有益健康的物質。

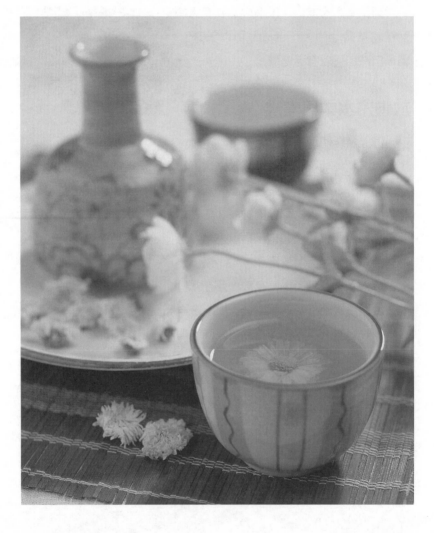

32. 鵝肝是不自然食品

鵝肝即『肥大的肝臟』之意

鵝肝（foie gras）和魚子醬（caviar）並列為世界代表性珍味的食物。最近世界出產鵝肝聞名的法國已受到中國低價傾售的鵝、鴨肝的威脅。

Foie表示『肝臟』，gras是『肥胖』的意思，所以這種食品正如其名就是肥大的肝臟之意。將鵝或鴨的嘴巴強制打開，用力強灌飼料，以人工的方式使肝臟腫大而成。

一般約在屠宰的兩星期前，開始撬開它的嘴巴，將飼料（如玉米）大量硬塞進去，然後關在黑暗處讓牠整天睡覺，如此，肝臟就會肥大，再將這肝臟與葡萄酒、香辛料加以烹飪，冷卻即成。因此這種世界性珍味算是不自然的食品。

食用對身體無礙

國人愛吃的豬肝有粉肝與柴肝之分。筆者過去到美國留學時，在美國遍尋粉肝不著，心中一直十分困惑，為什麼美國的豬肝都是紫肝，又為何不改良品種、養殖粉肝的豬隻。

後來請教獸醫系的同學才明瞭，粉肝是一種病態肝臟，與鵝肝醬有異曲同工之妙。不過請大家放心，食用了這一種不自然食品，對人體並無礙。

33. 東方特有的甜麵包

日本人發明甜麵包

在滿街都是麵包店的今天，不曉得有多少人知道甜麵包的由來？

作者也喜歡吃甜麵包，例如：奶油麵包、紅豆麵包、蛋皮麵包等，但想不到的是，當筆者到美國留學，很想念台灣的甜麵包時，卻找不到任何出售甜麵包的商店。後來才知道這種甜麵包是日本人所發明的，而台灣則是在日治時代保留、流傳了下來。

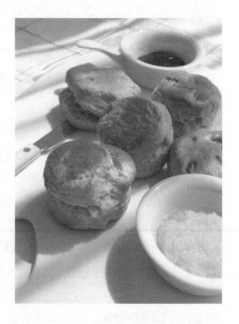

為了證實這個事實，筆者到歐洲旅行時，便特別注意，的確，在歐洲也找不到甜麵包。

日本最早的麵包店是在一八六〇年由野田兵吾所開的。不過麵包傳到日本可能是在更早的時期，但最初因為被認為是切支丹（基督徒）的食物，所以很長一段時間被禁止食用。野田兵吾在橫濱開港後的第二年，在橫濱開了間麵包店，當時麵包的禁止，已成有名無實，然而當初所做的麵包，只是將麵粉揉捏後加以烘烤，所以一定不好吃。當

【你可以吃得更健康】You Are What You Eat

然他們並沒有學過怎樣做麵包，更不懂得要讓麵糰發酵。

吃麵包 東西方各有不同

日本人會喜歡甜麵包，而西方人不做甜麵包的原因是：日本人（包括國人）將甜麵包當點心食用，而西方人卻是將吐司等麵包當主食。如果主食是甜的，那麼很快就會吃膩了，也無法多吃，更無法配菜食用了。

不過，現在歐美也有在麵包表面塗抹糖衣的甜麵包了，只不過與帶餡的日式甜麵包還是不太相同。

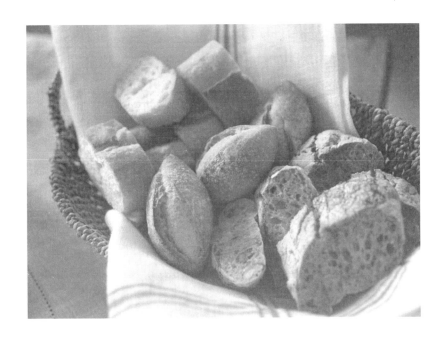

34. 乳酪和人造乳酪哪一種好？

　　人造乳酪（margarine，人造奶油）因作為乳酪（butter）的代用品而誕生，後來卻奠定了自己門戶的地位，為大眾所喜愛。現在甚至有不吃乳酪、只喜歡吃人造乳酪的人。

人造乳酪是牛脂和牛乳做成的

　　原本人造乳酪的產地是法國。在拿破崙三世時，因為戰爭而缺乏乳酪，所以政府懸賞獎金，徵求乳酪的代用品。這時有位化學家為了得到這一筆獎金，便發明了以牛脂與牛乳做出的人造奶油。據說這種人造奶油具有很漂亮的結晶，看起來頗像珍珠。

　　珍珠的希臘語稱為瑪伽來得（margarine）所以人造奶油就被稱為人造乳酪（margarine）了。

　　然而人造乳酪在其祖國卻不怎麼受到歡迎，反而在荷蘭、英國、丹麥等地被大量生產，之後再傳到美國，經過改良，就成為今天我們所食用的人造乳酪了。

　　剛開始在美國，人造奶油也不怎麼暢銷，但由於乳酪含有膽固醇，所以有一部分的消費者改吃人造乳酪，才因此打開了人造乳酪銷路。

　　有趣的是，近幾年乳酪的銷路又再度轉好了，究其原因就是外食人口增加，餐廳都要供應乳酪，而不供應人造乳酪，其理由為人造乳酪是代用品，不能登大雅之堂。

人造乳酪和乳酪究竟哪一種好？

　　從健康的觀點來看，人造乳酪和乳酪到底哪一種比較好呢？答案
是，這仍值得懷疑。因為人造乳酪是由牛脂或氫化植物油來製造的
話，對健康並無益。

　　消費者如果是因考慮經濟的因素，為了便宜才買人造乳酪的話，
那倒無話可說，但若是為了健康，那就要注意看其標示了。因為雖然
它是以植物奶油為原料，但如果氫化過度，反而會成為飽和脂肪酸，
與動物性油脂相同了。

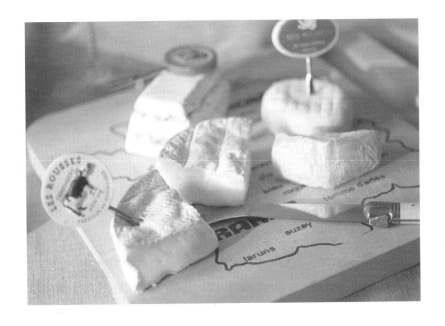

35. 蜂蜜蛋糕也可以當配菜吃？

近幾年來，在台灣出現了好幾家以日本商標為名稱（受日本人指導）的蜂蜜蛋糕（castella）店。

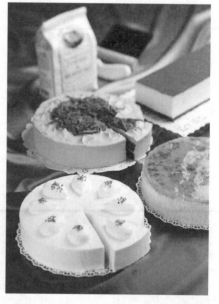

蜂蜜蛋糕誕生於西班牙，在日本室町末期，由葡萄牙的傳教士傳到日本。當初傳到長崎，由『福砂屋』製造出售，這一家店鋪至今仍在長崎營業中。而台灣有名的長崎蛋糕招牌食品即是蜂蜜蛋糕。

蜂蜜蛋糕是西點，這是人人皆知的常識，但令我們驚訝的是，在江戶時代，它竟然被當作配料來食用呢。

當時的日本人可能是將蘿蔔漿澆在蜂蜜蛋糕上面，或加入菜湯中食用。這在當時是一種貴重的食品，所以一般庶民較少吃到，而會用這樣奇怪方法來吃的，大多是上流階級的人吧！

日本這個民族，在發明奇奇怪怪的吃法上，還真是天才，不過對於蜂蜜蛋糕的這種吃法，我們實在不敢領教。對日本人來說，這種方法大概也無法讓大眾接受，所以也就沒有流傳下來。

36. 作菜的好配料——洋蔥

　　洋蔥是很寶貴的蔬菜，幾乎所有的西餐都會用到它，難怪有人會說，很難找到不用洋蔥作料的西餐菜餚。

洋蔥是撒旦的贈品

　　洋蔥已有悠久的歷史，其原產地在亞洲中部，四千年前，古埃及已有栽培，在《舊約聖經》或《漢摩拉比法典》中都有記載。另外在土耳其有一個傳說，說是撒旦從天上被放逐出來時，左腳著地的地方長出蒜頭，右腳的地方則有洋蔥萌芽。

　　在中國，或許因為它是由西域傳來，不是本土所有，所以才叫『洋』蔥吧！然而日本則是在明治四年（一八七一年）時，才開始在北海道栽植，其後一百多年中，日本的生產量已僅次於美國，是世界

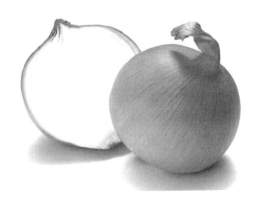

第二大的洋蔥生產國了。對日本人來說，
這也是不可缺少的料理材料。

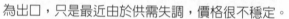

　　台灣在民國五十年以前都是由
日本進口洋蔥的，後來從美國引
進種子栽培以後，從民國五十一年
起開始大量栽培，進而由進口轉變
為出口，只是最近由於供需失調，價格很不穩定。

　　洋蔥具辛辣味，有刺激作用，能消除疲勞、強壯身體，促進胃腸
蠕動，幫助消化，甚至有『益於不眠症』的說法。在現今大家都怕胖
的時代，也有人說，生吃洋蔥會有減肥的效果呢！

美國洋蔥適合生吃

　　筆者最初在美國看到美國人將洋蔥輪切為薄片，夾在漢堡中食用
時，覺得很不可思議，但經品嚐後發現，甜且脆，並且沒有想像中的
辛辣味，這是因為美國的品種，辛辣味不重，適合生吃；而台灣生產
的洋蔥，辛辣味較重並不適合生吃。

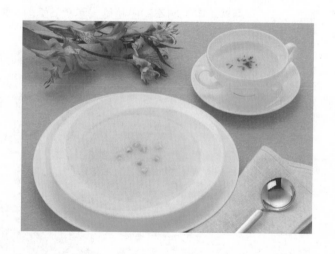

37. 難得一『嚐』的山芋料理

前往日本觀光的國人愈來愈多，相信鮮少有人會注意到或去吃山芋料理。這種被稱為Tororo的白色泥狀物，並沒有什麼特別的風味，但如果烹飪的做法不同，其風味與口感就會發生微妙的變化。

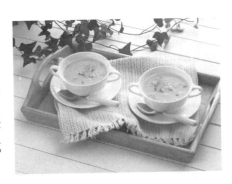

什麼是『山芋料理』？

山芋料理就是將山芋的根（其實並非根或莖，而是一種稱為擔根體的原始器官）磨碎成泥。山芋的種類很多，適合用來做Tororo的是一種在山中野生的『自然薯』。如果它尚未成熟，或挖掘的時機不對，則澀味重，水分含量多，所做出來的Tororo便不香濃且口味也差。在日本，從十二月至翌年二月所挖掘出來的自然薯最佳，澀味低，風味亦佳。

自然薯細長且容易折斷，表面呈凹凸不平，所以削皮時很費工。削皮宜用玻璃片或不鏽鋼刀，不宜使用鐵製刀具。這是因為鐵會與澀味成分結合而產生變黑的現象，並使其味道變劣。台灣最近也有生產各種山芋類，但台灣生產的品種不同，不太適宜生吃。

自然薯食用法

削過皮的自然薯以磨漿板磨碎就可以食用了。然而如果欲使其更美味，最好再以磨缽將其再磨碎一次，如此可使氣泡混入磨碎的山芋泥狀物中，味道會變得更濃厚。

在磨缽中，以木製磨桿左右攪動、磨碎山芋，讓空氣充分進入泥狀物中，原本呈黑褐色的泥狀物便會逐漸轉變為白色的泡沫狀。

如果要做成湯，只要將高湯倒入山芋泥狀物即可，但此時高湯不能太熱或太冷，以適當溫度倒入為其訣竅。因太熱會失去黏性，太冷則無法均勻混合。另一種吃法則是將山芋泥狀物加在米飯上，以及各種菜餚上食用。

日本人相信這種食物可以增加男性的精力，而且在餐館，這道食物算是很高貴的料理呢！只不過，筆者雖曾經被招待吃過這道料理，卻因不太習慣的關係，總吃不出其醍醐味來。

38. 皮蛋為何不易變壞？

前幾年，含鉛皮蛋曾經是新聞媒體談論的熱門話題。這種黑色的食物，國人已視之為平常，但對外國人來說，這可是一種很奇怪的食物，其英文說法亦十分有趣，名為『One thousand year's egg』，這大概有兩種意思，一是可貯藏很久也不會變壞，另一則是看起來不太新鮮，似乎已貯藏一千年了。然而為什麼皮蛋可以久藏不壞呢？

皮蛋因其鹼性強而不易腐壞

皮蛋是在我國發展出來的一種蛋的保藏食品。一般是將新鮮的蛋整個以石灰、碳酸鈣、茶葉、粗糠、食鹽、紅土加水等混合物包裹起來，密封於缸中，置放冷暗貯藏三至四個月所製成。

雖然皮蛋耐貯存，但在製成以後，經過六個月以後，其品質即會劣變，甚至腐敗。

近來，皮蛋製造商已不採用前述的傳統方法製作，而改將石灰、碳酸鈣、食鹽、茶葉，加水加熱煮成鹼液，然後再將蛋浸泡其中。這是一種速成法，可在一個月內製成皮蛋，但其品質則較傳統製法製成者為差。

皮蛋不容易腐敗且能耐久藏，主要是因其鹼性甚強的關係。另外

皮蛋帶有蛋殼，有一層保護可以防止細菌的侵入。

　　一般來說，皮蛋都是以鴨蛋來製造的。當然也可以使用雞蛋，不過雞蛋的蛋殼較薄，操作時一不小心很容易就會弄破，或產生裂痕，如此便前功盡棄了。

含鉛皮蛋的鉛含量不可超過 2 ppm

　　含鉛皮蛋就是以速成法製造時，為促使其凝固，以及保持凝固後不再液化，便在浸泡液中添加氧化鉛等重金屬，因而被認為對健康不利。鉛是一種重金屬，有害健康，所以目前台灣的衛生單位規定其含量不可超過2ppm。

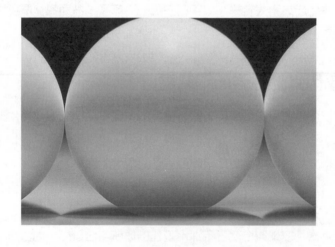

【你可以吃得更健康】You Are What You Eat

39. 紅茶加檸檬，顏色會變淡

西洋人不喝綠茶或烏龍茶，而喜歡喝紅茶。他們經常會在紅茶中添加牛奶，變成乳茶（milk tea），或添加檸檬片，成為檸檬紅茶（lemon tea）。

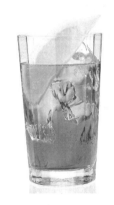

很多人會注意到，紅茶加入檸檬時，茶的顏色會變淡。

由於檸檬含有一種叫做『檸檬酸』的有機酸成分，而檸檬之所以會酸也是因為含有此物質之故。因此，在紅茶裡添加檸檬，紅茶就會變成酸性，而紅茶中的色素因含混有『碰到酸性就變淡』的成分，所以在紅茶呈酸性時，其顏色就會變淡。

如果有人不喜歡顏色變淡的紅茶，可再添加小蘇打，如此即可恢復原來的紅色了。

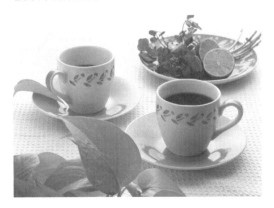

40. 為什麼耶誕節要吃火雞？

　　西方人為什麼在耶誕節時要吃火雞
呢？事實上在美國，火雞是感恩節時
吃的，在耶誕節反而很少吃火雞。

火雞大餐的由來

　　美國人是僅有三百多年歷史的新興
國家，十七世紀時，才有英國的移民渡海前
來，開拓這塊未經開墾的新大陸。雖然美國現在是世界第一強國，但
在當時還是一片荒地貧土，因此最初的移民其艱苦程度可想而知。在
飢寒交迫下，不知有多少移民壯志未酬，便已倒地不起，而倖存下來
的移民，在第二年年底，便和印第安人一起參與慶祝『感恩』的派
對，當時擺在餐桌上的聖品就是火雞。

　　因此從那時候起，無論感恩節或耶誕節等慶典聚會，就都可在餐
桌上看到火雞。

雞肚中塞料，美味又好吃

　　在台灣，烤一整隻雞時，通常會在雞肚子裡塞些糯米及其他作
料，這些糯米會吸收烤雞時所流出的汁液，因此這種糯米飯總特別美
味好吃。

　　然而在美國，一般人都不太吃米飯，那麼，火雞肚中要塞什麼

呢？他們塞的是吐司屑，將吐司切成小方塊後塞到火雞肚中，跟我們的糯米飯有異曲同工之妙，而這些麵包屑吸足了烤火雞的湯汁後，其味道甚是美妙。

另外值得一提的是，美國的火雞很大，所以要烤熟整隻火雞，可得花上一天一夜呢！

41. 使納豆更夠味

提起納豆，很多人會以為那是一種甜味豆。最近在日本，納豆被視為健康食品，認為它有增加免疫力，降低血壓抗癌之效，所以銷路有扶搖直上的趨勢，而日本和台灣也都已將納豆酵素以膠囊包裹，當成健康食品來銷售。

拉絲的納豆易消化

在日本，也不是所有的人都喜歡納豆。這原本流行於關東地區的食物，在關西地區並沒有，因為有些關西地區的人不喜歡其臭味，以及拉絲的形狀。

所謂拉絲（日語稱為糸引）是指在黃豆上散佈納豆菌使其發酵的結果，所以有人稱之為『東方的乾酪』。它含有大量的維生素 B_2，容

易消化，在關東地區的家庭裡，納豆更是早餐飯桌上不可缺少的菜餚之一。

這其中又以水戶納豆最為有名，因其以精選的黃豆所製成，味道好而深受歡迎。當地的土產店將納豆以稻草包裹起來，擺在店頭吸引顧客，由於這是該地的名產，因此遊客們往往也都會買些回去做為送禮之用。

在稻草上發酵的納豆，風味特佳

至於納豆為何要用稻草包裹起來呢？據說，從八幡太郎義家在征伐興州的途中，曾在『水戶』停留休息，無意間在馬吃的稻草上，發現被丟棄的發酵煮豆，並飄出誘人的香氣，吃過後，發現它會拉絲而且很好吃，便發明了讓納豆在稻草上發酵的技術。

另一種說法則是，由於從前的旅客或僧侶，將煮豆放在稻草編成的袋子中，攜帶出外旅行時，自然發酵而成。

姑且不論這些傳說故事孰真孰假，有一點可以確定的是，煮豆在稻草中會發酵，這是偶然發現到的。根據科學研究指出，這種現象是由於經常存在於稻草上的枯草菌（Bacillus subtilis）引起發酵所致。枯草菌會分泌黏性物質，因而產生拉絲現象。又，枯草菌所分泌的酵素會分解黃豆中的蛋白質，因此會產生臭味，使味道改變。

現在我們在一般超級市場看到的納豆，都是用塑膠容器包裝起來，不過還是以稻草包起來的看起來比較好吃，這或許是歷史情結的緣故吧。

42. 吃骨髓好嗎？

　　大家都知道骨髓存在於骨頭的中心部位，被認為是很重要的部分，所以我們會將事物的重要部分也稱為『真髓』、『精髓』。

　　有人認為啃骨頭吃髓是一個不雅的動作，不過如果知道它含有豐富的營養素可以補腦，也含有國人容易缺乏的鈣會使骨頭更為強韌，那一定會回過頭來重視這問題。

骨髓是製造紅血球的工廠

　　其實，骨髓是製造紅血球的重要場所。換句話說，是要製造維持生命不可缺，且最重要的血球工廠。

　　隨著骨髓的進行，我們也明瞭了很多事情。已知的部分是骨髓主成分由磷與脂質所結合而成。它含有各種胺基酸、維生素 A 、 B$_1$ 、 B$_2$。還含有可預防老化的膠原蛋白（collagen）、康杜樂丁（Chodotin）、對肝臟有幫助作用的甲硫胺酸（methionine），以及促使骨頭更強壯的各種營養素。對某種疾病還要以移植骨髓來治療。

吃骨髓補腦

　　最近更有研究指出，骨髓含有腦所必須的豐富營養素。以三段論法來說，腦的主要構成成分為脂質與蛋白質，其餘是水分，而其中的脂質多為磷脂質。因此含有大量磷脂質的骨髓，可以直接供給腦的活動之用。

43. 吃蓮藕好處多多

　　蓮花在池塘被栽植做為觀賞之用，而其根部即為蓮藕，可供食用，是大家所知的事。在日本，千葉縣檢見川的遺跡發現兩千年前的古代蓮花種子，並將其成功地發芽，這是十幾年前，曾經轟動全世界的新聞。

　　休眠兩千年的種子還可以萌芽，這表現其精分實在很強。因為蓮藕從前即被利用做為滋養，或增強精力的菜餚。更進一步的說，其莖部為優良的澱粉質，且含有豐富的鐵質和維生素B$_1$、C等營養素。

蓮藕具有止血、治病的功效

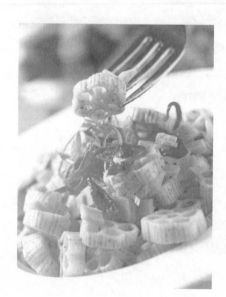

　　蓮藕因為含有單寧與鐵質，尤其是單寧具有收斂作用，據說對止血特別有效。如因患有十二指腸潰瘍，而有血便時，可飲用蓮藕的榨汁來治療。另外，從前被稱為不治之症的結核病，也可喝它的榨汁來治療。

　　至於排便有困難的人，也可利用它纖維含量高的特性，多多食用。

吃蓮藕方法有很多

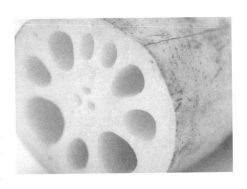

蓮藕汁可在三餐中間，飲用小酒杯二至三杯就有效。如要將其調理食用，則烹飪法很多，可將其直接醃於糖醋食用，或做成排骨蓮藕湯，以及炒菜、煎餅的材料使用。

將蓮藕做成甜點的食品中，大家最熟悉的是，將糯米灌進蓮藕的孔中，然後將它蒸熟後切片澆上甜湯。在選購蓮藕時，以皮色鮮，肉質嫩而多汁者為佳。

44. 什麼時候吃維生素丸最好？

這幾年來，維生素丸已廣泛被接受了。其實服用維生素並不是新玩意兒，早在第二次世界大戰後，就曾流行注射維生素 B 呢！

在有名的日本作家谷崎潤一郎的名作《細雪》中，也有姐妹注射維生素 B 劑的情節。當時患有腳氣病的人頗多，《細雪》中的姐妹就稱『B 不足』。

筆者的一位同學在高中期考時，還在要熬夜用功時，注射維生素B劑以提高精神。

最近較為流行的是維生素C與E，尤其E更被認為是返老還童的靈藥，很受到老年人的歡迎。

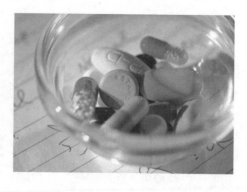

當然有人會懷疑多量攝取維生素劑是否會產生副作用？

關於攝取過量維生素劑的研究並不多，通常我們都只會聽到油溶性維生素不可攝取過量的說明。

吃維生素丸有時間性

我們在醫院領藥時，都會在藥袋上看見醫師的指示『一天三次，餐後三十分鐘後服用』等註明。不過市面上販售的維生素丸卻都只有『一天服用二至三次，或三至五錠』等，並沒有告訴我們到底應該什麼時候服用。

雖然維生素無副作用，什麼時候服用都可以，然而卻有個很重要的關鍵。

在維生素劑中，除了A、D、E、K等油溶性維生素外，其他則不必煩惱攝取過多量。C與B群（B_1，B_2，B_6，B_{12}，泛酸，菸鹼酸）都是水溶性，所以即使服用超過人體所需的量，也會被混合在尿液中排出體外。

適時服用維生素，可達事半功倍之效

一般來說，綜合維生素，在一天活動要開始的早上服用，就可以

補充該天所需的維生素了。

　　維生素 B₁ 或 C 具有防止肉體疲勞的作用，所以運動選手很喜歡服用，不過如果服用的時間不對，則效果會減半，只留精神安慰作用了。因為這兩種是水溶性維生素，攝取過量也會從身體排出，甚至有人說，可能從尿中排出的量還比停留在體內者多呢。因此維生素 B 與 C，不要在膳食後就攝取，而要在少去廁所的睡眠時間被吸收，所以睡覺前攝取反而更好。但因為 B₁ 或 C 在體內被吸收，並在肝臟活性化，需要四至五小時，因此如果是運動選手要服用的話，則最好是在運動前四至五小時服用，不然很難期待會有防止疲勞的效果。

　　以前的維生素被叫做維他命，這是英文 vitamin 音譯而來的，不過近年來科學上都以維生素來稱呼。

45. 如何預防便秘？

　　雖然談起糞便是很不雅的事情，不過若是患了便秘可就不好玩了。糞便不是用來貯存，而是要每天排泄的。如果貯存於體內，會變成內痔瘻，在便器上有鮮血滴下來，血壓也會上升，對身體一點好處也沒有。

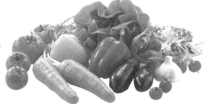

多吃纖維質蔬菜

每天早晨，爽快排便就是健康的來源，奉勸大家積極地多攝取纖維素含量多的蔬菜，才能擁有這種暢快。

甚至有人說攝取纖維質含量多的蔬菜，例如牛蒡、芹菜、竹筍、苜蓿等，則便秘會自然而癒。

最近很流行纖維健康法，其他各種纖維食品也很暢銷。過去含有纖維質的蔬菜，被認為吃下後也不被消化，所以毫無營養價值。但根據派基特博士的研究，非洲原住民沒有人被便秘所困擾，這之後纖維食物才開始被大家所關心。

據他的研究指出，該原住民的糞便量一天為三百至八百克，歐美人士為一天八十至一百二十克，差異驚人，因為一碗米飯平均即是一百六十克。

患大腸癌者多患有便秘

這差異表示什麼？經調查，大腸癌或動脈瘤患病率高的歐美人，可發現大都患有便秘。究其原因，就是纖維質的食物攝取不足。

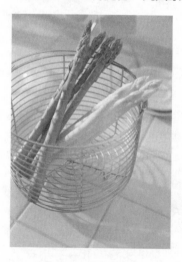

纖維在通過腸內時，會給糞便帶來適當的水分，吸收毒素，促進腸的蠕動，因此可以使糞便通暢。

46. 古人的飲食生活

依日本桶口清之教授的研究結果，古代人類比現代人類過著營養更均衡的飲食生活。這是從日本各地貝殼所出土的石器時代糞石，或人骨等調查的結果。

古代人食用多量含鈣食物

在遺跡中，大腸內的東西變得像石頭一樣硬，而被排泄的糞便則隨著人骨一起被發現。將它浸在溫水中再加以分析，發現含有蝸牛的殼子、小魚的骨頭、昆蟲的硬甲殼等殘渣物。

由此可推論，古代人食用多量含鈣食物，再根據人骨調查就有意外的發現；換句話說，他們積極地攝取營養均衡的食物。

部分遺骸中的骨骼發育比現代人還優秀，而骨骼強韌即表示營養少有偏極。依現代的常識看來，他們所攝取的食物中，酸與鈣的含量平衡，維生素或礦物質的補給也很均衡，這都是造成他們體格強壯的基礎。

古代人的營養均衡

無營養知識的古代人卻攝取高熱量，過著幾乎完整的飲食生活。縱使以肉食為中心的飲食生活，也攝取足夠量的植物性食品。據桶口教授的研究，古代人牙冠的消耗很厲害，這就是他們有將纖維性食品好好嚼食的證據。

47. 泡麵怎麼吃才好？

泡麵在一九五八年於日本問市，台灣是晚了幾年才出現的。倒入熱開水即可食用的方便性，受到年輕人的歡迎而暢銷。

泡麵是將含有水分的調味麵條在加熱至約攝氏一百八十度的油裡油炸製成。這時，麵中的水分會急速蒸發，而麵粉中的澱粉會糊化，呈乾燥狀態。

因為糊化澱粉的關係，在速食麵中倒入開水約二至三分鐘，其麵條就會軟化可供食用。

這樣方便的泡麵，為什麼會被認為對身體不好呢？這其實是與保存方法有關。

泡麵的脂肪酸會阻礙血液循環

泡麵大都以油炸製成，而且都使用不飽和脂肪酸（豬油）。這種脂肪酸具有容易自動氧化的特性，尤其是見了紫外線就會變成過氧化脂質。而這就是元兇。在它進入血液後，血液會增加黏性，不但阻礙血液的循環，而且在血液被帶到肝臟後，還會沈積在那裡。

製造日期看仔細

因此購買泡麵時，要看清楚其製造日期。由於保存狀態會影響保存期限，但以製造後三個月（夏天）為期限。當然，冬天可以貯藏久一點。

泡麵的另一個缺點是會引起腳氣病。這是由於缺少維生素B₁所引起的毛病。因此泡麵的最佳吃法就是，將新鮮的泡麵，加上肉，蛋，蔬菜一起食用，才不會因單獨食用泡麵而引起缺乏維生素B₁的毛病。

48. 如何防止腦部老化

● ● ● ● ● ● ● ●

腦筋損壞，即使長壽也毫無意義。

隨著社會高度發展，大家都紛紛注意到了健康的問題，所以很多人開始熱中於打太極拳、慢跑、打網球、登山等活動。不過從專家的角度來看，好像疏忽了一個很重要的部分 ——腦部問題。

不曉得各位聽過ＣＴ掃瞄這句術語沒有，這是最近流行的醫療機器，可利用它來探知腦部的構造。

人的頭腦從四十歲開始萎縮

腦的實質大小在頭蓋骨所佔的比例與年齡有關。這比例以二十歲時最大，隨著年代的增加，比例減少，尤其是四十歲以後急遽減少。

換句話說，四十歲以後，腦部會開始急遽萎縮。悲哀的是，這現象與知能的降低會成比例。

永保腦部年輕的方法

有沒有永久保持腦部年輕的方法呢？有的，的確有方法，而且可讓你與同年紀的人有顯著的差異，不妨從今天起就開始付諸行動。

第一，就是要多用腦。不必說也知道了，多用腦筋的人，其包圍腦神經纖維的髓鞘比較發達。簡單來說，就像包裹電線的比較堅韌，不容易短路，電器可耐用是一樣道理。要有嗜好而一輩子繼續來做，這樣就有差異。

第二則是要攝取充分的熱量，腦細胞一天所消耗的熱量約為三百六十卡，這遠比心臟的一百四十卡多。用腦筋的人，或想一直維持腦部年輕的人就要攝取足夠的熱量。

那麼要吃什麼呢？以含有多量脂肪與蛋白質的食物為宜。肉類、蛋、牛奶、海鮮等就符合了這些要求。極端的粗食會加速腦部的老化，要特別注意。

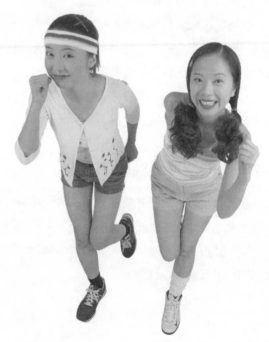

49. 芝麻的功用

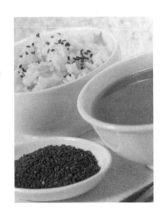

　　雖然是小粒，但芝麻含有極豐富的營養成分。不但含有豐富的蛋白質，也含有腦部發達所需的鈣，維生素 B_1、B_2、E。

　　而芝麻所含的不飽和脂肪酸，在體內可合成卵磷質，是腦神經所不可缺少的物質，在使用腦筋時會一直被消耗的物質。

　　因此當你覺得腦筋疲倦時，吃芝麻是很有效的療法。也許有人會懷疑食物攝取後，被消化吸收需要很長一段時間，有可能會馬上消除疲倦嗎？

　　這當然不可能。不過，芝麻的脂肪，其消化吸收很快。因此食用芝麻，休息片刻後就會出現效果，各位讀者不妨一試。

　　此外，不限於直接吃芝麻，如吃含有芝麻的點心，澆上多量芝麻油的沙拉也有效哦！

使用鋁箔炒芝麻

　　若是臨時需要少量炒芝麻，筆者這裡到有個很簡便的方法可以教大家。

　　首先，要有一張鋁箔，將鋁箔張開，摺出中間凹下去的形狀，放入少量芝麻，再包裹起來，然後在火上烘烤。若以筷子夾住此包裹好的鋁箔，並在火上搖動烘炒，不但不怕飛散掉，而且可迅速製作出炒芝麻。

50. 吃什麼會讓人變「巧」？

味精會使腦筋靈活？

約五十年前有『吃化學調味料就會腦筋好』的說法，當時這些說法廣泛被相信，而且還有學生在聯考接近時，就拿化學調味料（味精）來吞食。

然而到了一九六五年，美國的美亞公司卻發表，『化學調味料所含的是麩酸鈉。會使腦部情報傳達速度提高的是麩酸，所以麩酸鈉（味精）並沒有這功用。』這才使這個會讓腦筋好的傳說，一瞬間轉變為迷信。

多吃海苔、柴魚乾、黃豆

會使腦筋靈活化的麩酸，在海帶、柴魚乾、黃豆等食品中含量多。因此要吃化學調味料，不如以天然調味料抽取高湯再食用更有益於腦筋。

不過，攝取麩酸真的會使腦筋聰明靈活嗎？這並不可信。各位難到有聽說過，多吃含有大量麩酸的鰹魚，就考進台大的嗎？

最重要的是不但要攝取麩酸，更要用功讀書多動腦才有效。最近出售的嬰兒食品，大都強調添加DHA，聲稱可促使孩子腦部發育。但有部分科學家並不太贊同這種說法，他們認為只是可能有幫助，並非肯定有益處。

51. 鋁箔鍋蓋妙處多

　　想要烹調出好吃的魚或蔬菜，就必須巧妙地利用『鍋蓋』。鍋蓋可使煮湯均勻地浸透到魚或蔬菜裡面，燒出味道均勻的『佳餚』。

　　沒有鍋蓋，或是所煮的菜餚量少，致使鍋蓋與菜之間的空間太遠時，則可用鋁箔來代替。不過，單用鋁箔蓋上去，火太大煮沸時即會浮上來，無法達到鍋蓋的作用。這時，可以利用鋁箔與盤子的組合以達到蓋鍋蓋的目的。

　　準備一個比鍋子稍微小一點的盤子，以鋁箔將整個盤子包起，再將鋁箔的四個角各自扭轉成一束做為把手，如此就可以利用把手，方便蓋上或打開了。

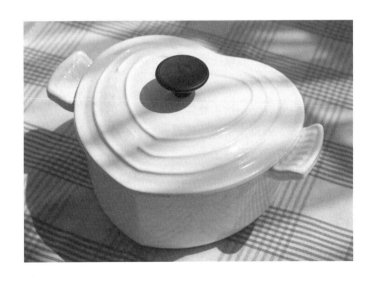

52. 塑膠帶妙用無窮

炸雞新方法

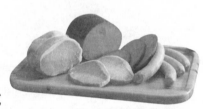

做炸雞時，一般都會將已浸漬於調味液中的雞肉裹上太白粉或麵包屑。在此建議大家，裹粉時，不要在盤中裹，可以改用塑膠袋。

將雞肉塊放入塑膠袋內後，把太白粉或麵包屑倒進去，再將塑膠吹大使其膨脹起來。然後以手抓緊袋口，將袋子上下搖動，如此就可以讓少量的太白粉或麵包屑均勻地裹在雞肉上了。

利用這個方法裹粉，事後清潔工作可以比較輕鬆，雙手也不會弄髒。秘訣只在於要將袋子吹大使其能膨脹。

捏肉丸不髒手

在做漢堡或捏肉丸等會將雙手弄髒的菜餚時，若突然有訪客或電話，那真是窮於應付呀！

這時候，若事先以塑膠袋套在手上來操作，則可保持雙手乾淨。塑膠袋應選擇大小適宜、手指可在裡面活動者；手腕處可用橡皮筋固定起來，就不會脫落或鬆掉了。

但若是要做肉捲時，則完全相反。碎肉要先放進塑膠袋肉，手在袋外，再將其做成條狀即可。這時要使用較大的塑膠袋，雙手隔著塑膠袋，以揉捏的方式來操作即可。

用塑膠袋醃肉，可使調味均勻

在烤肉、烤魚或要醃漬某種食物時，必須先將這些食物用調味料預醃起來，這時塑膠袋就是一個讓你更方便的好工具。

通常我們都是利用淺盆或盤子來醃肉，期間還要將肉片翻面，以使調味液能均勻地浸透到肉裡面。這時候如能利用塑膠袋，即使是少量的調味液也可以使其均勻調味，再將其擱置下來就可以醃好了。

首先，將材料全部放進塑膠袋內後，壓出袋內的空氣，袋口緊緊束起來；接著，再輕輕地將袋內的材料揉捏使調味液浸透進去，放置一下就可以了。

其實不只是烤肉，醃漬任何食品都可以利用這個方法，像做『醉雞』也可以利用塑膠袋，省去事後清洗的時間與麻煩。

去除魚鱗不麻煩

買整條魚回家，最傷腦筋的事就是除魚鱗、剖腹去內臟、切頭去尾。因此很多家庭主婦都會直接要求魚販代為處理。

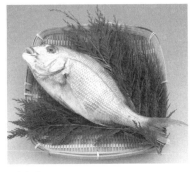

魚的內臟不但腥味重，而且去鱗片時鱗片還會飛得廚房到處都是，事後的清潔工作真叫人頭痛。

其實隨手可得的塑膠帶就是你的好幫手。

我們可以利用裝垃圾用的大塑膠袋，將砧板和魚都放在裡面來除鱗片。這樣的話，鱗片飛散也只限於袋內。切頭、切尾、剖腹、除內臟也都可在袋中進行，讓廚房的污穢減到最低限度。

除了市販的大垃圾袋之外，裝十公斤的大塑膠袋也足夠堅固可以勝任這項工作。還有，洗衣店套衣服用的大塑袋也可以加以利用。

漂白塑膠容器

　　將咖哩、鹽漬物或鹽漬梅等食品貯藏於塑膠容器內一段時間後，你會發現食品的香氣或顏色都浸透進入塑膠層內。這時可使用廚房用漂白劑來脫臭及漂白。

　　不過由於塑膠器皿較輕，會浮在水面上，很難將其全部浸泡於水中。這時找一個大容量的塑膠袋，在袋內裝入待漂白的塑膠容器和水，再倒入漂白劑，最後壓出空氣，將袋口縛起來。將其放置一段時間後，容器的內外側就可均勻地加以脫臭、漂白。

　　萬一袋子破裂，漂白液便會四處流溢，所以，最好將袋子放在料理台上處理，以策安全。

53. 如何做出漂亮的煮蛋？

醋可迅速凝固蛋白

在英國式的早餐中，極具代表性的餐點，就是一種將蛋打破後，倒在熱水中做成的『整粒煮蛋』。

這看似簡單的玩意兒，實際上製作的時候如果技術不好，在蛋凝固之前，蛋白就會散開掉，而無法做出形狀漂亮的煮蛋。要做出漂亮的煮蛋，其秘訣在於使用『醋』。醋酸有促使蛋白質凝固的特性，所以可迅速地凝固蛋白，讓煮蛋的形狀完整好看。

首先，在小鍋內裝入七至八公分深的水，加熱後放入約一成的食用醋，然後慢慢倒入除去蛋殼的雞蛋，等蛋白開始凝固，蛋黃仍呈半固體狀時，便將煮蛋撈出。

放入雞蛋的時間點很重要

熱水的溫度是以開水沸騰之前、鍋底冒小泡而液面稍微動盪時最為適當，趁此時趕緊放入雞蛋，並調整火力。雞蛋以稍微冷卻者煮出來的形狀較佳，然後趁熱放在吐司麵包上食用。大家也都知道，連殼一起煮的話，也必須在熱水中添加食用醋，則萬一蛋殼破裂，裡面的蛋液就不會流出來，做出很漂亮的煮蛋。

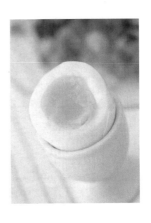

54. 燒焦的鍋怎麼洗？

在烹煮紅燒的菜餚，尤其是添加了砂糖、麥芽糖、味琳（甜酒）時，只要稍微不小心，鍋底就會燒焦。燒焦的鍋底可使用小蘇打來擦洗，也可使用食用醋來清洗，尤其是琺瑯型的彩色鍋，如果用刷子強力擦拭，就會傷及琺瑯層，而受損處還會漸漸擴大，甚至脫落，因此要特別小心。

首先，在底部已燒焦的鍋子內加入水，再添加相當於鍋內水約一成的食用醋。然後，將鍋放在火爐上加熱，使其慢慢沸騰五分鐘。然後停止加熱，靜置使其冷卻，最後再加以洗淨。這個方法無論是遇到怎樣嚴重的燒焦鍋底，都可以加以除去。

如果鍋底焦得實在很厲害，則可反覆沸騰、冷卻三至四次，就可將其除去了。

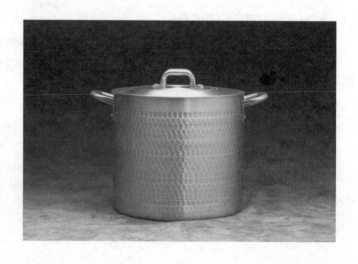

55. 如何去除魚腥味？

用醋中和魚腥味

魚腥味來自水產品本身所產生的氨，是種很獨特的臭味，可使用醋來中和。

要除去水產品的腥味，可在調理前先以食用醋擦拭其表面。像極度嫌惡魚腥味的歐洲人，他們在調理前都會以葡萄酒和檸檬汁來擦拭。這目的跟前述者相同。其實不限於魚類，凡是處理過魚類的砧板、手等，也都可以使用食用醋或檸檬汁來擦洗，便可消除惱人的魚腥味。

生魚片去腥，風味絕佳

食用生魚片時，在醬油中滴入幾滴食用醋，沾山葵醬或醬油也有異曲同工的效果，不但可消除魚腥味，更可增加風味呢。所謂食用醋，包括一般普通的米醋或穀類醋，但如果能使用柑桔類的榨汁來代替，則風味更佳。加入醃漬梅的梅子、桔皮也不失為好辦法。在烹調上，去腥味可利用醬油、味噌、九層塔、蔥、薑、蒜、洋蔥等。這些也可用於羊肉、牛肉等。

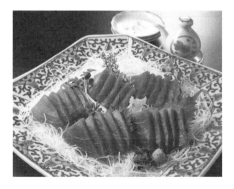

56. 切半檸檬保鮮法

切半使用而剩下的半邊檸檬，雖然用了保鮮膜包起來貯藏，但總免不了會壞掉。這時不妨試試以下的方法：

◎檸檬切口塗砂糖

在檸檬切口上薄薄地塗上一層砂糖，如此檸檬切口便不會乾掉，也可以保持其新鮮度。砂糖可用白砂糖或三級特砂。

◎放杯中冷藏

另外一種方法是拿一個口大底狹的玻璃杯，裝入少許水，將檸檬切口朝下放入杯中貯藏。這個方法的關鍵在於切口不能接觸到水，而是要卡在杯子的中間部位。可連杯子一起放進冰箱貯藏。

因為切口沒有直接接觸到水，所以不會腐敗，又可適當的補充水分，故可保持鮮度很久。

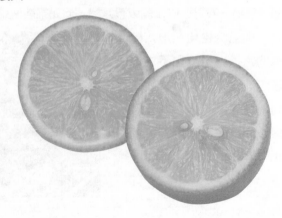

57. 防止可樂餅在油炸時破裂

　　可樂餅含有碎肉與蔬菜，營養豐富又好吃，是男女老幼都喜歡的食品。

　　然而經過你用心製作，放入油鍋油炸時，卻眼看著它在油炸中破裂掉，前功盡棄，真讓人洩氣。

為什麼可樂餅會破裂？

　　可樂餅會破裂的原因有四：

　　　1. 馬鈴薯、碎肉還沒有冷卻就放入油鍋中油炸。

　　　2. 油的溫度太低：油炸可樂餅的最適溫度約為攝氏一百八十度。如果大量可樂餅下鍋，則油溫會下降，所以要加以注意並將火勢加強，以防止油溫降低。

　　　3. 油炸冷凍過的可樂餅常會犯一個錯誤，就是將冷凍可樂餅拿出來後，便急著放入高溫的油鍋中油炸。

　　　4. 冷凍的可樂餅，油溫太低也不行。

馬鈴薯和碎肉需冷卻

　　另外，在做馬鈴薯可樂餅時，若不等馬鈴薯和碎肉冷卻下來，就裹上麵粉、雞蛋、麵包屑，投入油鍋中油炸，一定會破裂。

　　因此，只要注意上述幾點，相信就能保證油炸可樂餅時不會破裂，像店頭販賣的可樂餅一樣賣相佳了！

58. 油炸食品酥又脆的秘訣

裹麵漿可使油炸食品又酥又脆

要讓油炸食品吃起來又酥又脆需要一點技巧。沒有裹麵漿的食品，只要油炸即可，但有裹麵漿者，則要先做好裹麵材料才能炸得又酥脆。

在做油炸品（如甜不辣，即是需要裹麵者）前，要記得先做好裹麵漿，等著備用。先將油鍋加熱，準備材料，等油溫升上來才開始做裹麵漿。

裹麵漿的做法是先打一個蛋加入水，湊成一杯（量杯），再加上一杯麵粉。如果覺得麵太稀，可再多加些麵粉，相反地如覺得太稠，則再添加些水。

用冷水做麵漿

這其中必須特別注意的是「水」，一定要限用冷水來做。據說，高級料理店不會在裹麵漿中添加冰塊，不過在家庭中，如果覺得加『冷水』很麻煩，可以加一小

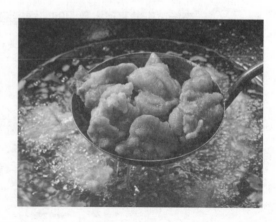

【你可以吃得更健康】 You Are What You Eat

塊冰塊即可。

　　像甜不辣的專賣店就常會將裝裹麵漿的盆子底部，浸在冰水內，使其不產生黏性。如果能做到這樣，成果會更加倍好。

不要使麵漿呈黏稠狀

　　在一個盆內，將麵粉、冷水與打散的蛋混合，混至還能夠辨認的程度即停止就是秘訣，講起來好像很簡單，但做起來倒不容易。以筷子將冷水與蛋打散混合，同時混合麵粉，這是極難的動作，而盆內絕不能成為黏稠狀。

　　最重要的是儘可能利用冷水還很冷時，快速地抓起蝦的尾巴，沾上裹麵漿，往油鍋中投入。特別要注意的是，不要將以冷水做好的裹麵漿，放在熾熱火爐邊，使其溫度升高。

59. 春捲香脆的秘密

　　春捲因為作法簡單，是一種可以在家中自己動手做的食品。

　　剛炸好的春捲雖然很好吃，但只稍微放置一下，就會變得軟軟的，不管餡再怎麼好，吃起來都不對了。春捲會變軟是因為皮吸收了餡料的水分所導致，想要防止吸收水分，可在餡料中混合澱粉類以吸

收多餘的水分。

高溫油炸春捲的缺點

一般普通的食譜,從春捲的做法到捲成春捲的步驟都有極詳細的說明,但在油炸的地方,卻都只寫著『以高溫油炸,就可得香脆春捲』。比較好的書籍則寫著『以中溫的油來油炸就可得酥脆春捲』,一般在這關鍵之處,都只述說『可炸得酥脆』。

的確用高溫是可以炸得酥脆,但問題卻在後頭,如果不趁熱食用,等稍微冷卻下來,一樣都會變得軟軟的而且很油膩的感覺。

用低溫油炸

因此,春捲香脆真正的秘訣其實是在於油炸時,要先投入較低溫的油鍋中,然後再慢慢將油溫升高。剛開始時,以攝氏一百七十度為宜,油量也不必太多。這時候將筷子放入油鍋中會起小泡泡,如將春捲皮撕一塊投入油中,即會沈下去,然後才慢慢升上來,可見油溫並不高。

此外,放春捲時,一定要由春捲的一端慢慢放入,讓它滑入油鍋中,不要急著將其翻身,這樣會讓春捲破裂的。等到全部春捲都放入油鍋後,春捲皮外邊便會開始硬化,這時再將其翻身,用筷子將鍋中春捲以漩渦狀移動,然後升高油溫。

雖然投入高溫油鍋炸得較快,低溫油炸耗費的時間會多一些,但慢慢油炸才能做出好吃的春捲。最重要的是,一定要讓餡與皮都熱到同樣溫度。

60. 番茄是蔬菜還是水果？

法院判決番茄是蔬菜

　　『番茄是蔬菜還是水果？』其實只要好吃，屬於那一類並不重要，但是在美國就曾為了這個問題而展開激烈的辯論呢！

　　植物學家說它是水果，然而農業部卻堅持這是蔬菜，最後還鬧上法院去訴訟等待判決。

　　聽起來真是個有趣的話題，而結果法院是判決農業部勝訴。因為『番茄＝蔬菜論』才對。然而，判決的理由更是有趣：『番茄在膳食中食用，但不被人當作是餐後點心（dessert）來食用，因此番茄是屬於蔬菜。』

　　發生這一場風波，或許是因為它被當作寶貝食物的關係吧。不過其實在以前，番茄並不是很受歡迎的食物呢。

早期番茄是用來觀賞的

　　番茄的原產地據傳在南美安地斯山脈的高原、印加帝國的附近。由印地安人傳至中美或墨西哥，不久也移植至歐洲。最初在歐洲，它被認為有毒，所以沒有人敢食用，只專門栽培做為觀賞之用。大約歷經了兩世紀的歲月，才逐漸被人食用。

在日本，也是花了很久的時間才普及。它在紀元一七○八年傳到日本，最初也是少量栽培、用來觀賞。『可果美』的創辦人蟹江一太郎在明治三十一年開始栽培番茄，但是沒有人要購買，所以在明治三十六年改製成番茄醬，到了第二次世界大戰後，為了供應美國駐軍做為沙拉食用，才開始大量栽培，並廣泛為日本人所接受。

在台灣，筆者小學時，在學校中也曾看到少量的番茄栽培，而日本老師將其當作寶貝食用，只是當時並不普遍，也不感覺好吃。也是到了二次大戰後，品種改良，才出現更好吃的番茄，因而慢慢普及。

原來番茄所含的番茄紅素（lycopene）被認為並不具有維生素A的功用，但近年來，研究結果發現，番茄紅素也具有保健作用轉而受到重視。

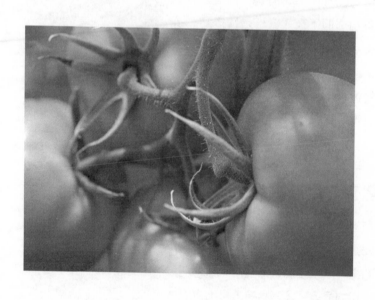

61. 米淘洗得愈徹底愈好

米洗得不徹底，會有米糠味

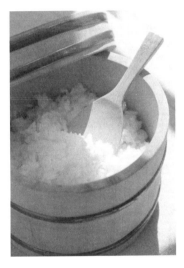

除了胚芽米或營養強化米以外，我們煮飯時都要淘米、洗米。現在有很多年輕人都不知道怎麼淘米，也許是現代的米，精米技術進步了，不需要怎麼淘洗，可是米還是要充分地淘洗，直至洗米水變澄清為止，不然煮出來的米飯會帶有米糠味而不好吃。

也許有人會認為，米淘洗得太厲害，反而會使所含的維生素流失。但如果這樣講的話，所有的食品原料都不能洗了，料理時也要以營養為第一，而不用考慮色香味了。

其實，如何讓食品好吃，也是食品營養的一環。如果米淘洗得不夠，在溫度高的季節裡，是很容易引起腐敗的。

洗米的方法

1. 在飯鍋內裝入所須份量的白米，然後放入足夠的水。
2. 用手將白米輕輕攪拌一下，再將濁水倒掉。
3. 將留在鍋內的白米充分攪拌，再以雙手搓揉、摩擦白米。

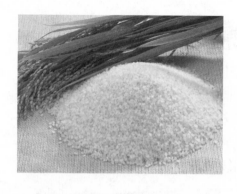

4.再注入水，攪拌，倒掉水，反覆搓揉米。

重複上述的動作，直到水呈澄清，不再混濁為止。普通以反覆三至四次為宜。

最好能將洗好的米，先在水中浸泡二十至三十分鐘才煮。如果不能等，就以熱水浸漬，或加入一大湯匙米酒、一小湯匙烹飪油，即可煮出好吃的白米飯了。現在已有處理好的免洗米出售，以這種米煮飯，自然就無須洗米。

洗米所引起的維生素B₁流失如下表【100g中B₁的含量（mg）】

淘洗前	淘洗3次	淘洗5次	煮成米飯
0.090	0.072	0.045	0.020

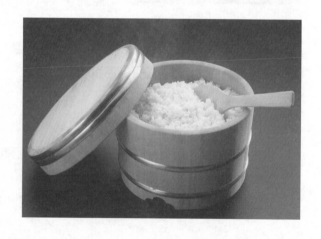

62. 熬煮好湯的方法

以肉類或蔬菜做為材料煮成的叫做菜湯（soup），而同種材料加醬類（sauce）、牛奶等長時間熬成的就是熬湯（stew）。不過，並不是所有材料只要用長時間去煮了，就會成為好吃的熬湯。

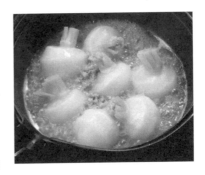

長時間熬，蔬菜類會被煮爛崩潰不成形，也會跑出澀味而影響風味，要防止這些缺點，做出好吃的熬湯，自然有其秘訣。

根菜類要熬湯前須先浸水

像胡蘿蔔、馬鈴薯、大頭菜等根菜類一煮爛，形狀崩潰，煮出來的菜餚外觀著實不雅。要防止這個缺陷，可先將蔬菜浸在水中。這樣外面的水會浸透到根菜類的細胞裡面，為防止這現象，就會產生酵素作用稱為木質素（lignin）的堅固成分。由於這木質的關係，根菜就不容易煮爛了。不過如果浸太久，木質素會太多，根菜反會太硬，因此不要浸水過度。

去除肉類的澀味

會影響熬湯風味的澀味成分，在煮肉時，尤其會多量產生。當澀

味成分的泡沫浮上來時，就要勤快地將其除掉。吃熬湯時，如有澀味出現，這就是在熬煮時，沒有仔細除去泡沫的關係。

做為熬湯的肉，要柔軟才可口，不過有時候，即使經過長時間的熬煮也很難煮爛。熬湯的肉太硬會讓食用者掃興，所以可先將肉浸於醋、葡萄酒、食用油、香味料等（稱為醬漬marine）。這些調味料會浸透到肉裡面，促使堅硬的肉膠質化，容易進行乳化，味道會較溫和。尤其是清淡酒類具有軟化蛋白質的作用，所以效果更佳。添加葡萄酒，如上述其所含酒精會使肉類嫩化，同時葡萄酒會使熬湯的風味更佳。又葡萄酒的酸味會降低鹹味而使其轉變為濃厚味。

如果沒有葡萄酒也可使用其他酒類來代替。

63. 要油炸排骨好吃的方法

在台灣，最普遍的便當就是排骨便當與雞腿便當了。然而，同樣是排骨便當，有些便當店所推出的排骨，就是真的皮酥肉嫩，美味可口，讓消費者百吃不厭。

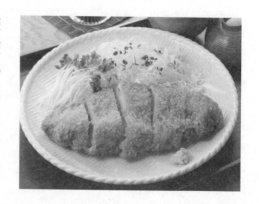

使麵包屑不脫落

有些便當店所賣的排骨肉，不但油膩肉硬，裹的麵包屑還會脫落，實在讓人倒盡胃口。

那麼想做好吃的炸排骨肉，尤其是不讓裹的麵包屑脫落，是不是有撇步呢？

做為炸排骨的豬肉，如將它油炸，其中所含的筋會縮小而彎曲，而所裹的麵包屑並不會縮小，所以會容易脫落了。

要不讓筋縮小，就要預先將其切斷，因為筋被切斷後，雖然筋本身縮短了，但肉本身並不會縮小。

將筋切斷後，輕輕地敲打，撒些食鹽、胡椒，靜置十分鐘即可。然後揩去上面多餘的水分撒上充足的麵粉，再敲打一下，讓多餘的麵粉掉下來。接著，沾上打散的雞蛋液（記得要加一大湯匙的水才更容易沾上）。沾好雞蛋液後，就要裹上麵包屑。裹上麵包屑後不要壓緊。

油炸油以中溫為佳。油炸後要起鍋時，將火加大，再滴下多餘的油即可。

依照上述的作法，就可以做出裹麵包屑不脫落的好吃排骨肉了。

加點小蘇打讓肉質更嫩

要讓排骨肉變嫩的方法是，將排骨肉先用小蘇打醃一下，也可以使用蛋白質分解酵素如木瓜酵素、鳳梨酵素來處理。如果不想炸出來的排骨看起來有油膩的感覺，切記不要用沙拉油，改用豬油、椰子油來油炸。不過，這些油都含有飽和脂肪酸，對健康較為不利。另外一個要使肉類幼嫩的方法是，在油炸前，先用鎚肉器將肉拍鬆亦可。

64. 澳洲的土雞肉

在澳洲地下鐵出口處有出售約八種速餐的小店，出售可以簡單食用的熱帶骨牛肉、炸馬鈴薯、義大利式炒飯（pilaf）等，可以買了邊走邊吃。

在那裡所出售的雞肉是以烤爐（oven）烘烤，然後以食鹽與胡椒調味的簡單食物。但這就是我們所喜愛的土雞，是真正的雞的味道。

在地大物豐的澳洲，雞都是放養，啄著綠草，自由自在地長大的。用這種土雞做出來的烤雞，當然咬感十足，美味可口。

現在台灣能吃到的幾乎都是飼料雞（broiler），這是被關在鐵籠裡，而以人工飼養的蛋雞。飼養的方式是將一天二十四小時當著三天飼養。將八小時做為一天，把肉雞的鐵籠以人工照明，雞就會以為早晨到來，而慌忙下蛋。

因此，原來只能一天下一顆蛋的雞，現在卻可以一天下三個蛋了。

這種關在鐵籠裡的雞，生下來後從來沒有踏上大地，以人工餵養，將其短促的生命奉獻給人類。

沒有見過天日，蛋黃顏色的濃淡，可由飼料或飼料中添加色素自由調整。為了討好消費者，紅蛋黃的雞蛋就這樣排列在店頭裡了。

生下後飼養八到十四週的嫩雞稱為（broiler），十四至二十週的稱為（friar），更大且肉質嫩的就分別稱為（roaster）。

65. 美味的四川料理

以香辛料代替防腐劑

　　四川料理以辛辣聞名，但為什麼在四川省會發展出這種料理呢？由於四川省位處環繞的群山中，從前要求得新鮮材料來烹飪就很難，因此想出以香辛料來做為防腐劑，或做為已腐敗食品的消臭之用，因而發展出味道辛辣複雜的四川料理。事實上，湖南菜比四川菜更辣。

　　同樣的道理，從前的歐洲也是以肉食為主的，而且家裡沒有冰箱，因此如何貯藏肉類，或去除腥味，尤其是要怎樣將稍微腐敗的肉類，加以料理食用就成為大問題。為了這原因，當初在歐洲，胡椒等

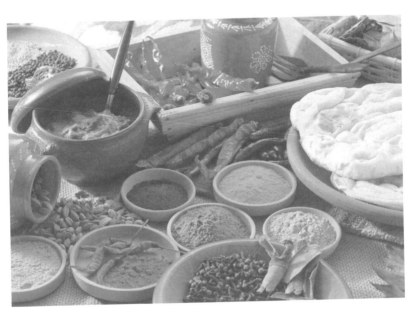

香辛料就很受歡迎。當時胡椒等香辛料的價格與銀子相等，足可見香辛料的寶貴了。也因此促使不少冒險家，尋找到東南亞的航海路線，以便從各種香辛料的產地，將其運回本國以便獲得龐大的利潤。

中國善以油炸方式烹飪

如前所述，因無法獲得新鮮食材，而產生了辛辣的四川菜。也有人說，為什麼中國菜裡油炸的菜餚會那麼多呢？這是因為在很多地方，水質不好，蒸煮出來的菜不好吃。窮則變，便想出以油炸的方式來烹飪了。

另外，在比較日本料理與中國菜時，大家都會發現中國菜比較好吃，為什麼中國菜會比日本菜好吃呢？這是因為，日本的米飯太好吃了，所以不必有好吃的配菜來下飯。反觀中國的米飯，從前吃的是不具黏性的在來米，也由於米飯的不可口，只得做出美味可口的配菜來。

現在台灣已沒有人要吃在來米了，可見還是像蓬萊米這樣具有黏性的米比較受到歡迎。

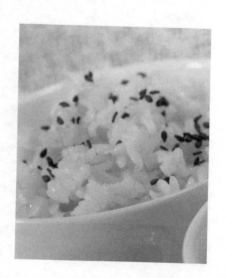

66. 便利商店的熟食及冷藏食品

　　現在到處可看到便利商店，不但二十四小時在你身邊服務，其販賣商品種類也愈來愈多樣化，從冷凍、冷藏、熟食至保溫食品，一應俱全應有盡有。

　　值得消費者注意的是，各種食品的衛生問題。保溫食品如包子，叉燒包、黑輪、茶葉蛋、各種便當、飯糰（壽司）、炒麵、涼麵；冷凍、冷藏食品則有冰淇淋、冰棒、鮮奶，各種飲料等不勝枚舉。

冷藏溫度有標準

　　首先，談談熟食保溫食品，如茶葉蛋、黑輪等最好保持在攝氏六十度到七十度以上，因為這是要吃熱的食物。如果低於攝氏六十度即可能有高溫菌生長而有害健康；包子，叉燒包、饅頭等也是要趁熱食用的，要在蒸籠內，保持被蒸熟的狀態。

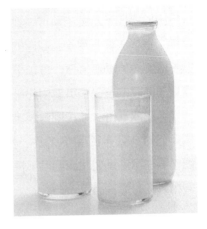

　　現在引起大家注意的是各種便當盒餐類的衛生問題。按照規定，這些產品要跟飯糰（壽司）類貯藏在攝氏十八度以下的貯藏櫃裡並限時販賣。可是消費者一

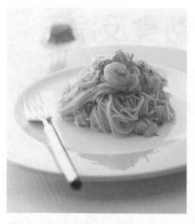

定有疑問，為什麼要在攝氏十八度以下的貯藏櫃貯藏呢？又為何要限時販賣呢？

便當類、壽司、炒麵、涼麵類都是熟食，在冷藏食品的規定中，平常要以攝氏十度以下，攝氏零度以上貯藏為原則。然而在攝氏十度以下米飯類很容易老化，影響其風味及消化。因此遂規定在攝氏十八度以下，以較低溫度以減少老化與變硬。因為這溫度還是不太保險，所以販售時間就必須加以限制，午餐以超過下午二點為規定其可販賣的時間。

攝氏十八度的秘密

在攝氏十八度以下貯藏並沒有科學或理論上的根據，而是以經驗得知而規範的。如冷藏的溫度調節不好，氣溫太高，貯藏食品超載，貯藏時間過久都會發生問題。因此偶爾才會發生，某便利商店所出售的便當發生總菌數太高等問題。

由於攝氏十八度的熟食，對愛吃熱食的國人會覺得太冷，所以食用前，很多人會利用便利商店的微波爐來熱一下再食用。牛奶、茶類飲料等都要貯藏在攝氏十度以下的冷藏櫃貯藏，尤其是鮮乳、豆漿等營養價值高的食物，容易引起腐敗。

至於冰淇淋，冰棒則照規定要貯藏在攝氏零下十八度以下的冷凍櫃中貯藏。如果溫度不夠低，冰品就會溶化或變軟，影響其商品價值。要注意的是如冷凍溫度不穩定，溫度忽高忽低，產品的冰晶會變得粗大，影響其品質。

生智

生智文化事業有限公司

讀·者·回·函

感謝您購買本公司出版的書籍。

為了更接近讀者的想法，出版您想閱讀的書籍，在此需要勞駕您詳細為我們填寫回函，您的一份心力，將使我們更加努力！！

1. 姓名：＿＿＿＿＿＿＿

2. E-mail：＿＿＿＿＿＿＿

3. 性別：□ 男 □ 女

4. 生日：西元＿＿＿年＿＿＿月＿＿＿日

5. 教育程度：□ 高中及以下 □ 專科及大學 □ 研究所及以上

6. 職業別：□ 學生 □ 服務業 □ 軍警公教 □ 資訊及傳播業 □ 金融業
　　　　　□ 製造業 □ 家庭主婦 □ 其他＿＿＿

7. 購書方式：□ 書店 □ 量販店 □ 網路 □ 郵購 □書展 □ 其他＿＿＿

8. 購買原因：□ 對書籍感興趣 □ 生活或工作需要 □ 其他＿＿＿

9. 如何得知此出版訊息：□ 媒體＿＿＿ □ 書訊 □ 逛書店 □ 其他＿＿＿

10. 書籍編排：□ 專業水準 □ 賞心悅目 □ 設計普通 □ 有待加強

11. 書籍封面：□ 非常出色 □ 平凡普通 □ 毫不起眼

12. 您的意見：＿＿＿＿＿＿＿＿＿＿＿＿＿＿＿＿＿＿＿＿＿＿＿＿＿
＿＿＿＿＿＿＿＿＿＿＿＿＿＿＿＿＿＿＿＿＿＿＿＿＿＿＿＿＿＿＿

13. 您希望本公司出版何種書籍：＿＿＿＿＿＿＿＿＿＿＿＿＿＿＿

☆填寫完畢後，可直接寄回（免貼郵票）。
　我們將不定期寄發新書資訊，並優先通知您
　其他優惠活動，再次感謝您！！

IIH BOOK SHENG-CHIH BOOK SHENG-CHIH BOOK SHENG-CHIH BOOK SHENG-
G-CHIH BOOK SHENG-CHIH BOOK SHENG-CHIH BOOK SHENG-CHIH BOOK SHE